ああ、また目が覚めてしまった。
ふとんに入ってから
まだ2時間しか経っていないのに。

真っ暗な中、トイレに行く。
家族は平気でぐっすり眠っている。
自分だけが、長く眠っていられない。
ふとんに入り、なんとかまた目をつむる。

毎日、この繰り返し。
疲れているはずなのに、なぜだろう？

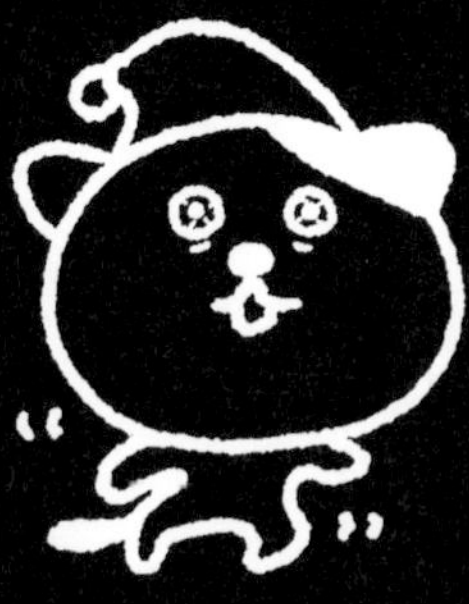

明日は予定があるのに、
お昼を食べたら眠くなってしまうかもしれない。
夕方にはヘトヘトになっているかもしれない。

「朝までぐっすり眠りたい」

そんなささやかな願いも叶わないのだろうか……

こんな悩みを抱えている人は、多いのではないでしょうか。

私はこれまで睡眠専門医として、
2万人以上の方の睡眠の悩みと向き合ってきました。
眠りたいのに眠れないのは、とてもつらいものです。
現に、日本人は世界で一番眠れていないというデータがあります。

これをほうっておくと、
がん・糖尿病・認知症など、
こわい病気を自ら招いてしまいかねません。

では、どうしたらいいのでしょうか。

解決の鍵はズバリ、「深睡眠《しんすいみん》」です。

じつは、睡眠の長さより、
深さのほうが大切だということがわかっています。
浅い睡眠では疲れがとれず、
長く眠るとむしろ寿命が短くなるという研究データもあるのです。

深睡眠とは、ひと晩の眠りのなかで
しっかりと一番深い眠りにまで到達し、
朝までぐっすり眠れていること。

深睡眠をとることができると、
夜中に何度も目が覚めてしまうこともなく、
寝つきもよくなり、
翌朝すっきり起きられるようになります。

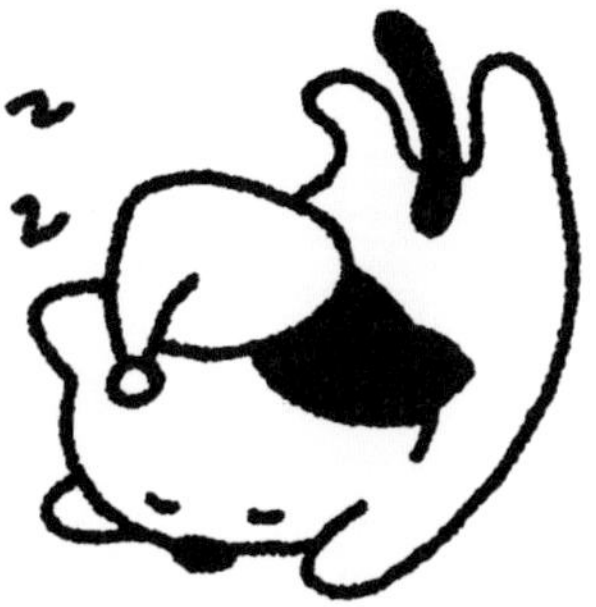

「深睡眠」の状態をつくるには、
毎日の生活リズムを整え、
食事・運動・入浴を工夫するのが効果的です。

なぜなら、私たちの体には「体内時計」というものが備わっており、
日中の活動に応じ、体温やホルモン分泌、
免疫、眠気などを調節しているからです。

眠りたい時間にきちんと眠くなり、そのまま深睡眠に到達するためには、
「メラトニン」というホルモンが大切です。
ただ、このメラトニンの原料となるトリプトファンという栄養素は、
体内で生成することができません。

そのため、毎日の食事が大切になってくるのですが、
毎日、睡眠のことを気にしながら食事のメニューを考えるのは、
とても面倒なもの。

そこで、このトリプトファンをはじめとした
睡眠にいい栄養素を一気に摂《と》ることができるのが
「ぐっすりスープ」です！

材料は、この5つ。

●**蒸し大豆**…トリプトファンが豊富。
水を加えず蒸しているので、栄養素が保たれています。

●**カットトマト缶**…トリプトファンやリラックスを促すGABAが豊富。

●**みそ**…トリプトファンが豊富。発酵によりアミノ酸やビタミンも摂取できます。

●**粉チーズ**……トリプトファンやチロシンが豊富。
牛乳の10倍以上のカルシウムも含まれています。

●**酢**……血糖値の上昇を緩やかにし、疲労回復を促します。
ほかの栄養素を吸収しやすくする効果もあります。

これらの食材をバラバラに摂るよりも、
スープにすることで
もらさず栄養素を摂ることができます。

そしてなにより、
おいしいので
毎日つづけやすいのが特徴です！

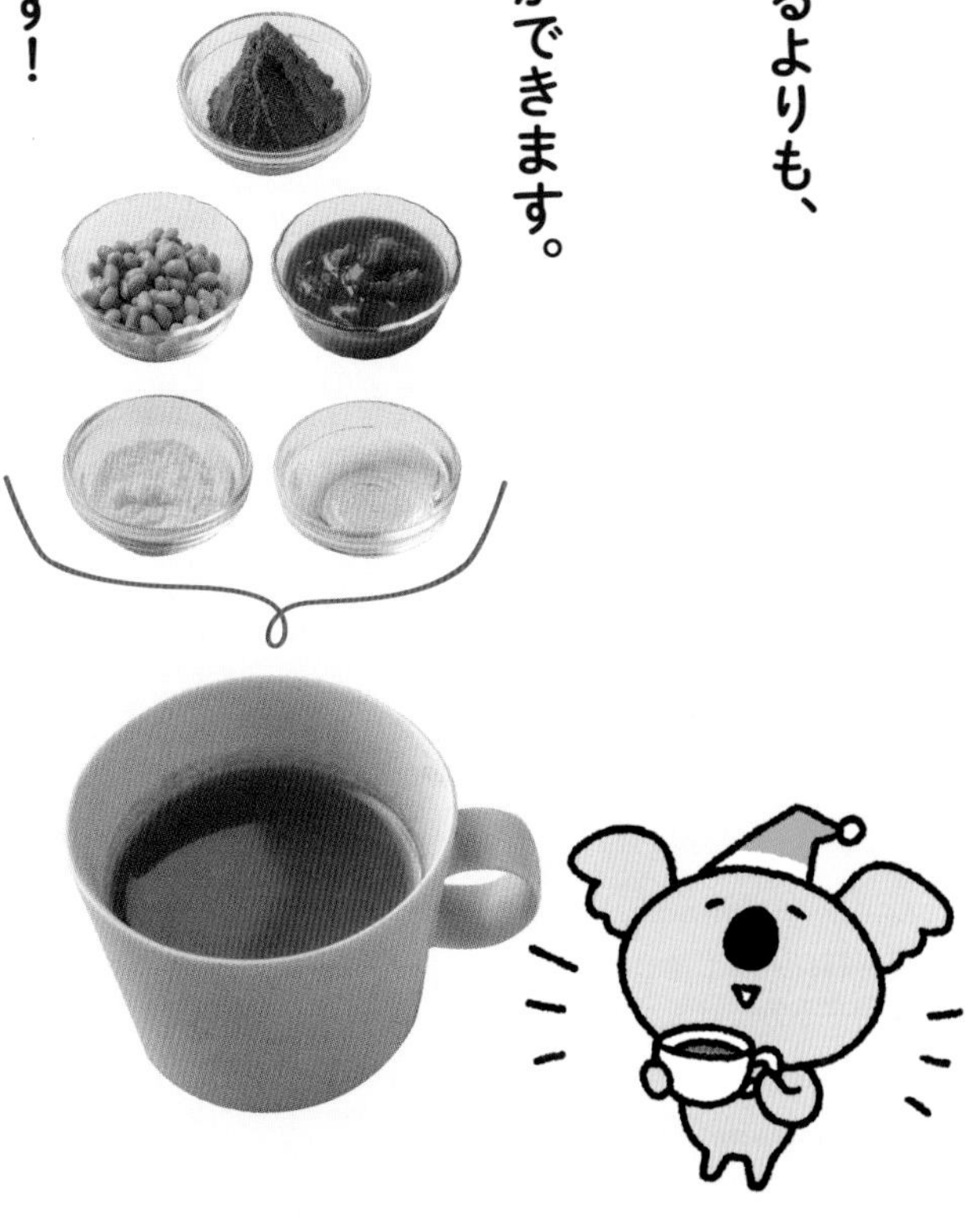

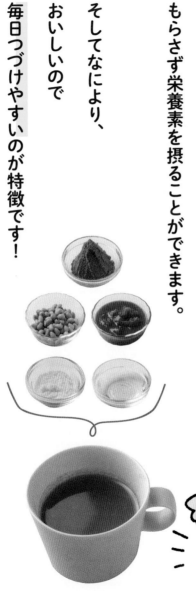

作り方はとってもカンタン

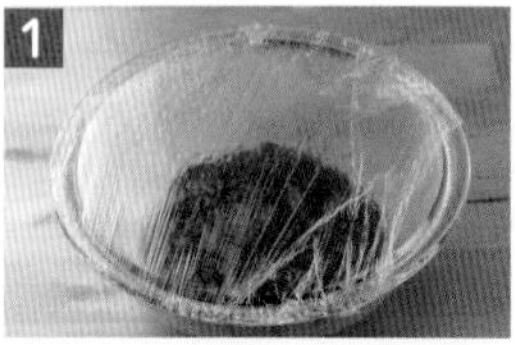

トマト（カットトマト缶1/2缶）を耐熱容器に入れてふんわりとラップをかけ、電子レンジで2分加熱する（余ったトマトは冷凍保存できます）。

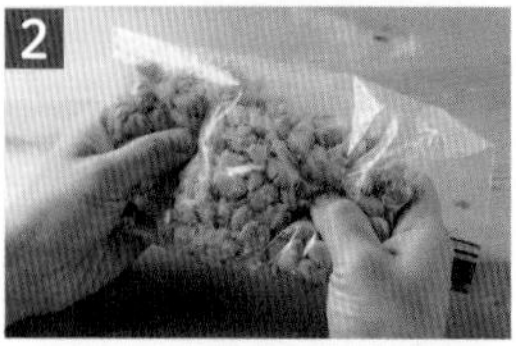

蒸し大豆100gをつぶす（パウチの商品であれば、パウチのまま指や瓶などを使ってつぶす。缶の場合は、袋などに入れてつぶす）。

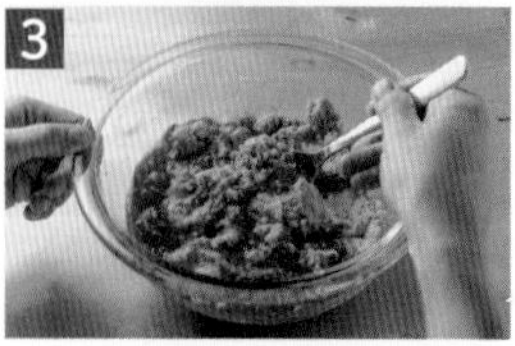

1と2、みそ90g、粉チーズ、酢、各大さじ1を混ぜ合わせる。

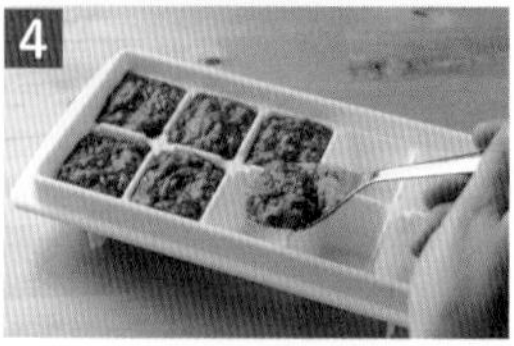

製氷皿に10等分（1個あたり39～40g）に入れて凍らせる。

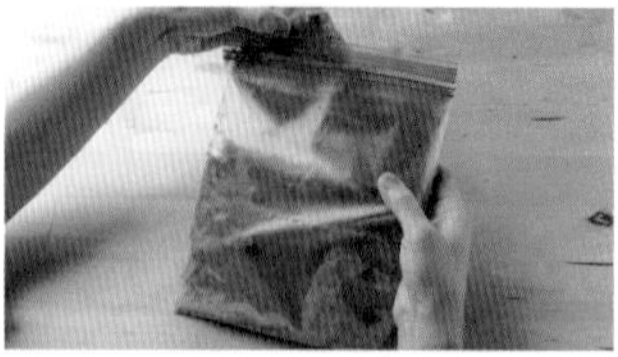

保存袋に入れて凍らせてもOK！
使用する分だけ折って使えます。

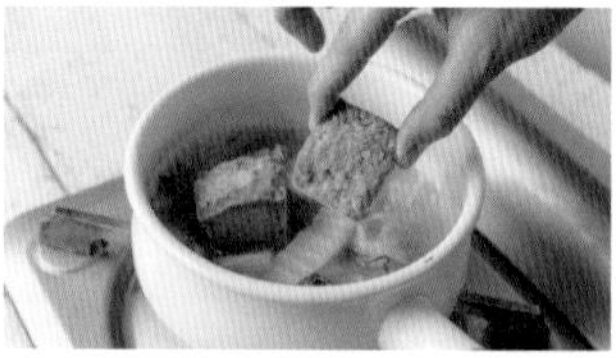

凍ったまま、鍋に直接入れて調理できるので、とっても便利！

この「ぐっすりスープの素《もと》」だけでもバッチリですし、
飽きずに続けられるよう、豊富なアレンジレシピもご用意しました！

睡眠にいい食事方法は、じつは時間帯によって異なります。
たとえば、昼に辛いものは避ける、
夜は冷たいものではなく温かいメニューを、などです。

この本では、その特徴をいかした
朝・昼・夜のメニューをご提案します！

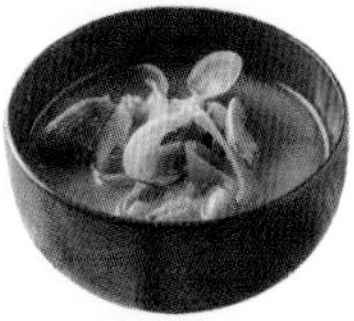
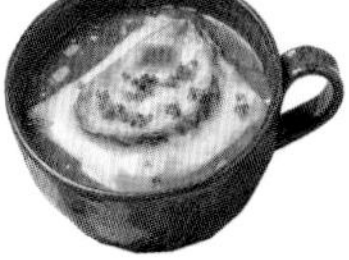
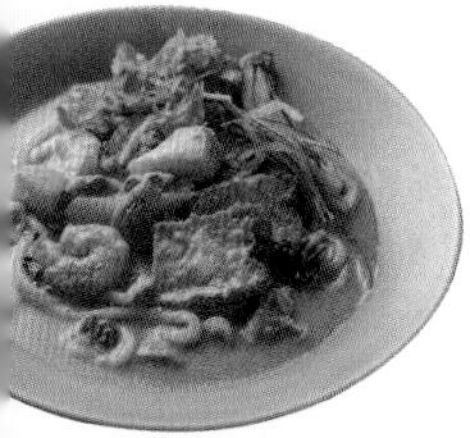
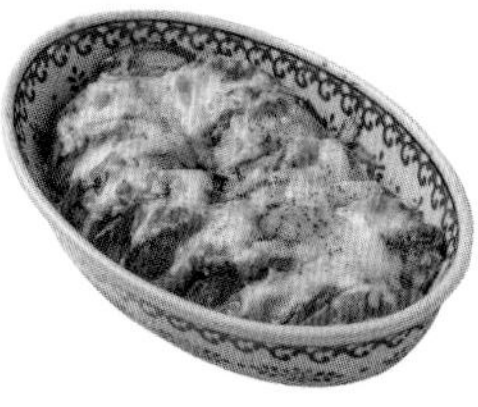
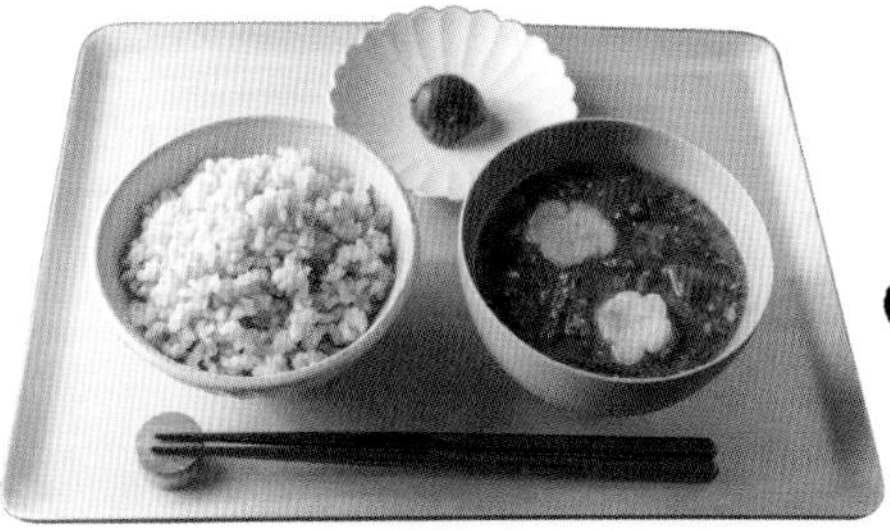
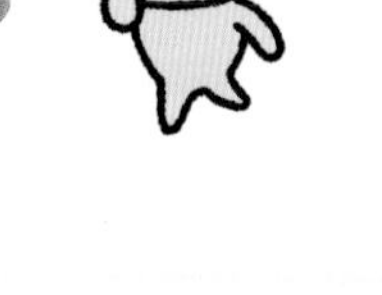

このスープで、
朝までぐっすり眠れる日々を
手に入れましょう！

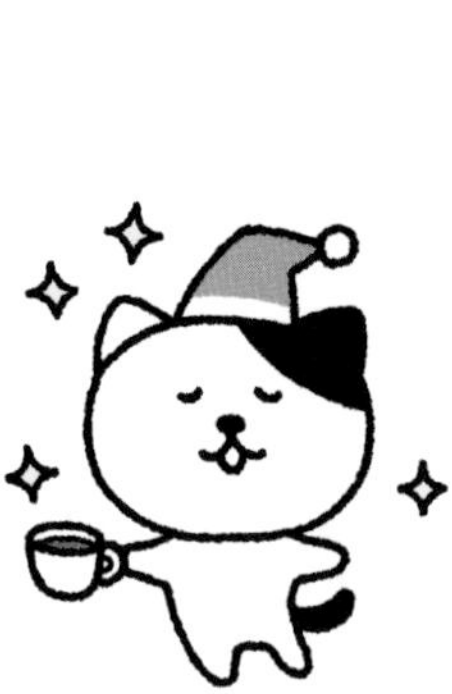

＼『ぐっすりスープ』を試してみました／

夜中に目覚めた回数が7回→0回に！朝まで眠れて感激しました

年をとってから、ゴルフなどで疲れた日でも毎晩必ず2～7回は起きてしまっていました。ですが、スープを飲んでからは、ほぼ0回、多くても1回に。この効果はすごいです！

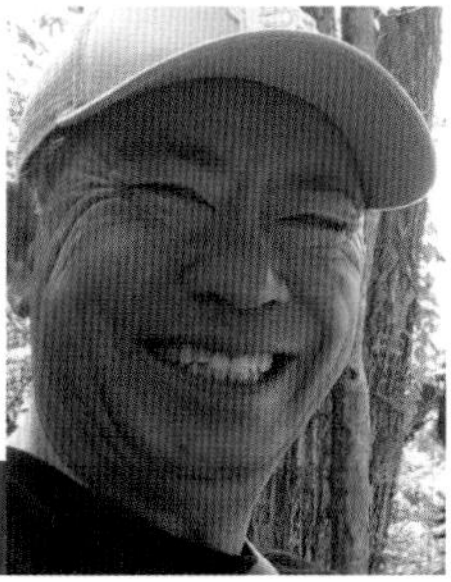

大西《おおにし》敏彦《としひこ》さん 62歳

深睡眠の度合い

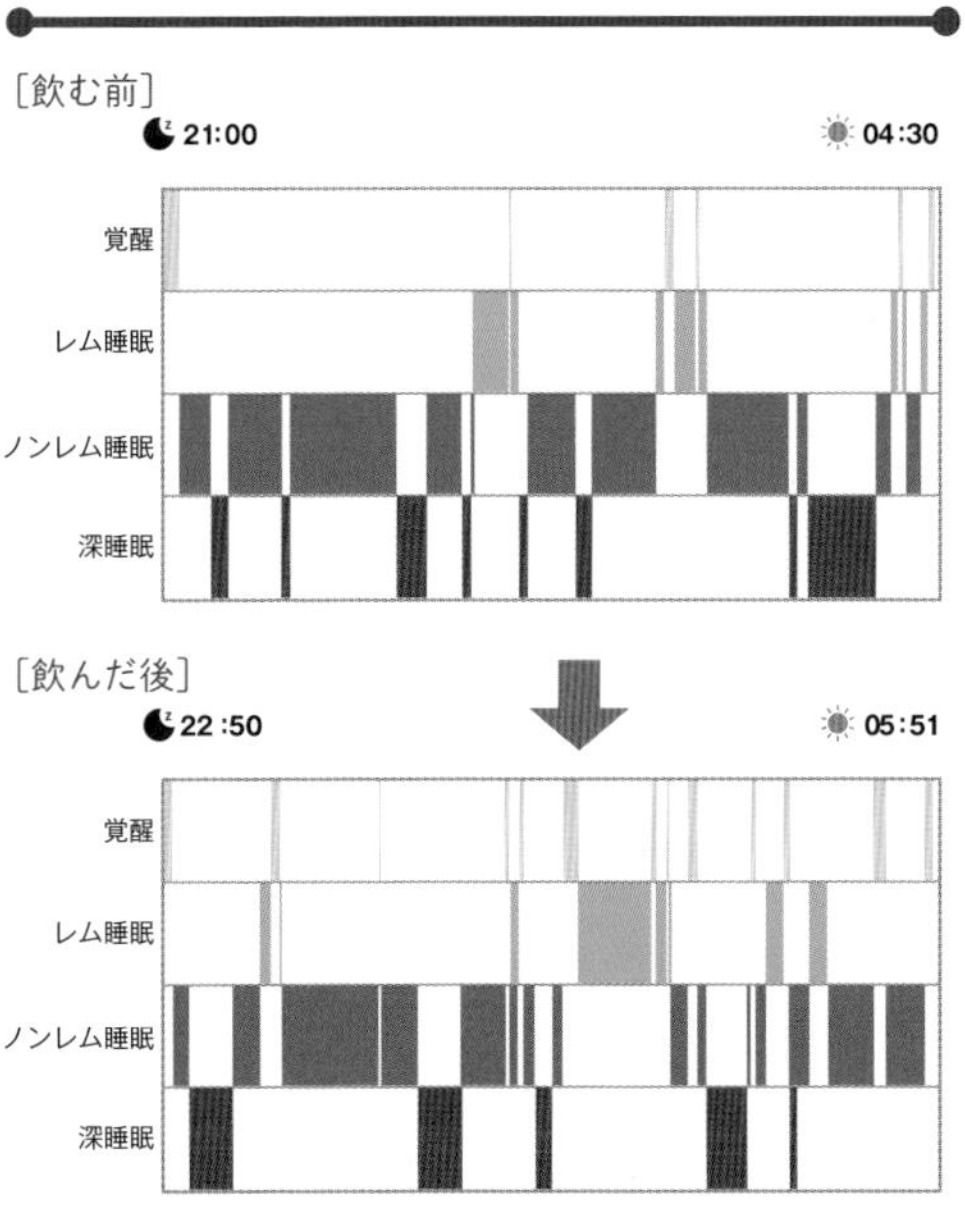

1回の「深睡眠」の幅が増えた！

先生からのコメント

細切れだった深睡眠が、まとまって現れるようになりました。眠りが浅いと小さな物音でも目が覚めてしまいますから、朝まで眠れるようになったのは深睡眠が増えた効果だと言えます。

＼『ぐっすりスープ』を試してみました／

久しぶりに、「よく寝た！」と実感。ストンと気持ちよく寝つけました。

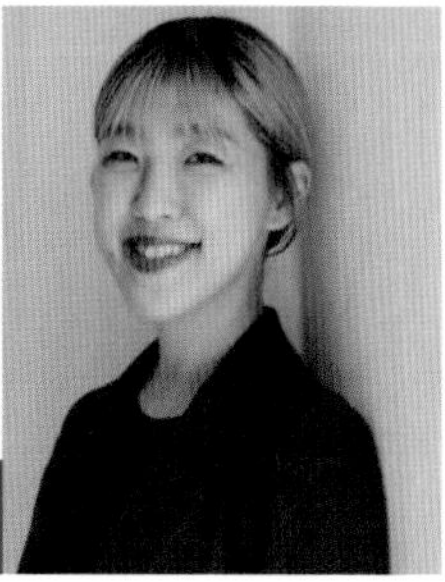

寝る時間が不規則になりがちで、なかなか寝つけないのが悩みでした。スープを飲んでからはストンと眠れるようになり、朝の倦怠感がなくなりました。味もすごくおいしかったです！

飯《いい》室《むろ》佐《さ》世《よ》子《こ》さん　36歳

深睡眠の度合い

［飲む前］

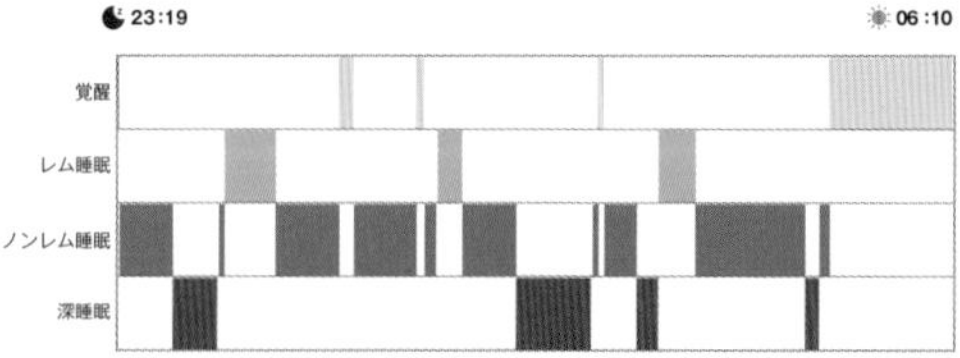

［飲んだ後］

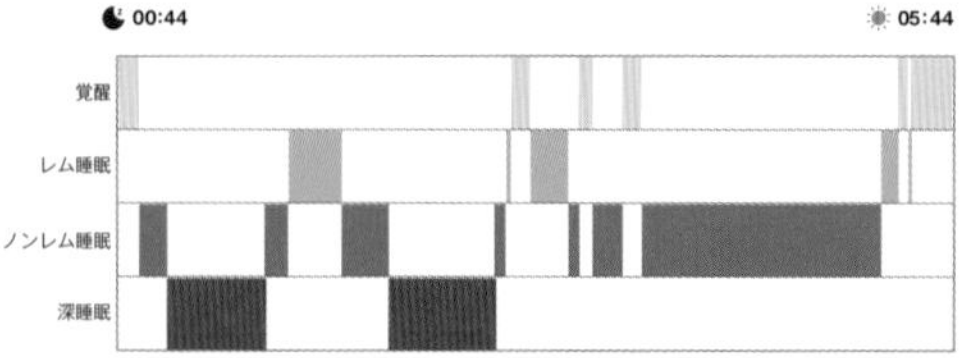

※ MegaRing5 にて測定。検査結果には個人差があるため、上記結果を保証するものではありません。

深睡眠が前半に現れるようになった！

先生からのコメント

眠り始め４時間のうちに深睡眠が２回現れていて、理想的な状態です。この状態になれば、短い睡眠時間でも疲れを取ることができます。ぜひ、これからも続けてみてください。

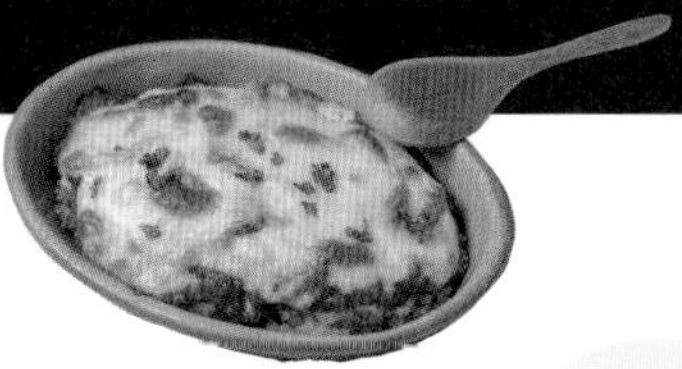

目次

第1章

これ1杯で快眠！　睡眠にいい栄養が詰まった「ぐっすりスープ」

第2章

「ぐっすりスープ」の作り方と朝・昼・夜のアレンジレシピ

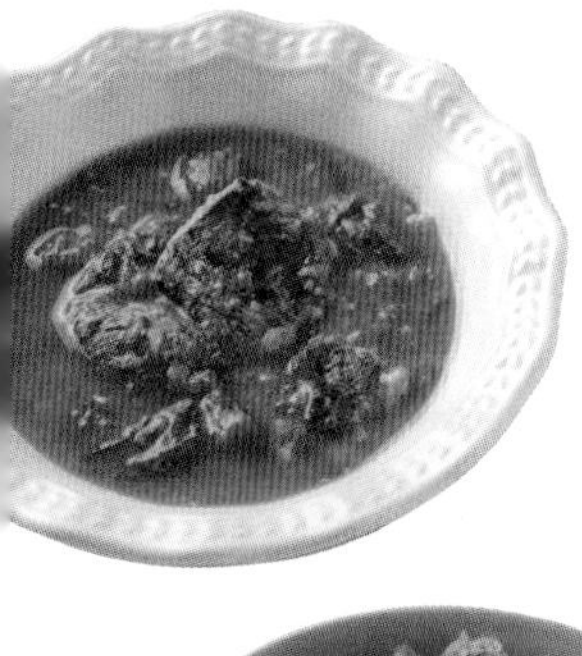

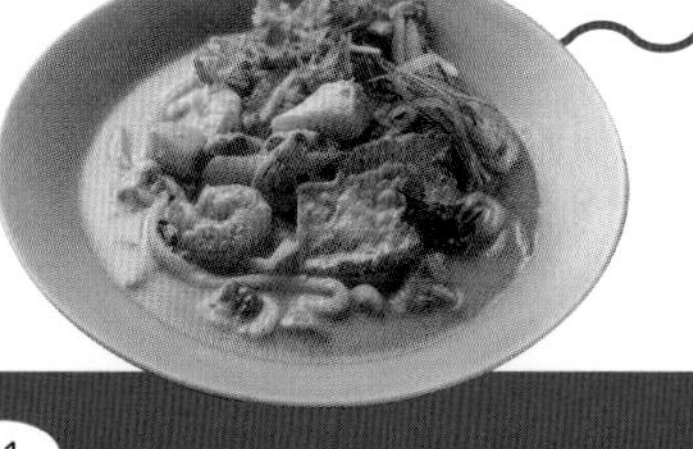

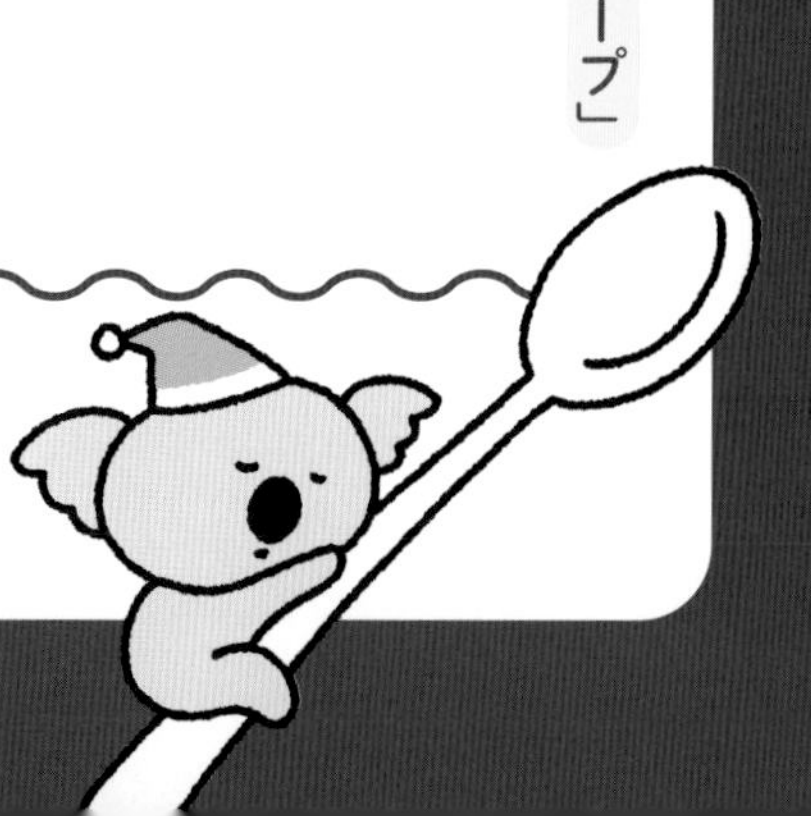

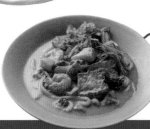

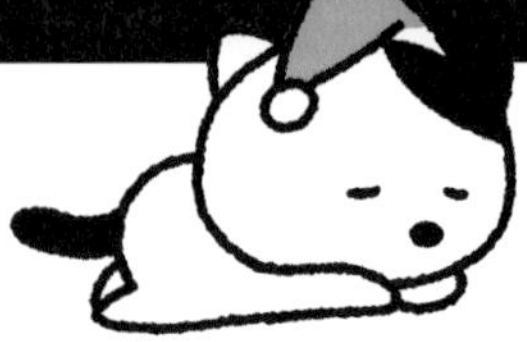

第3章

「ぐっすり眠れている」ってどういうこと？

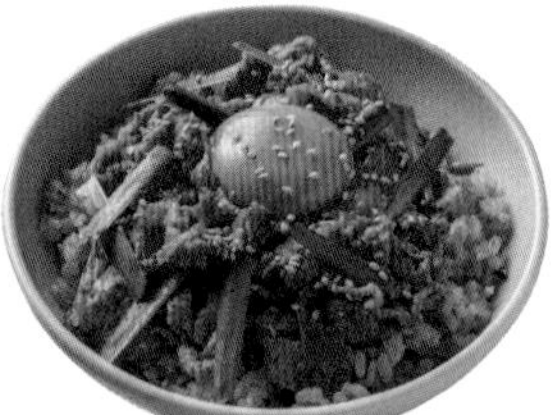

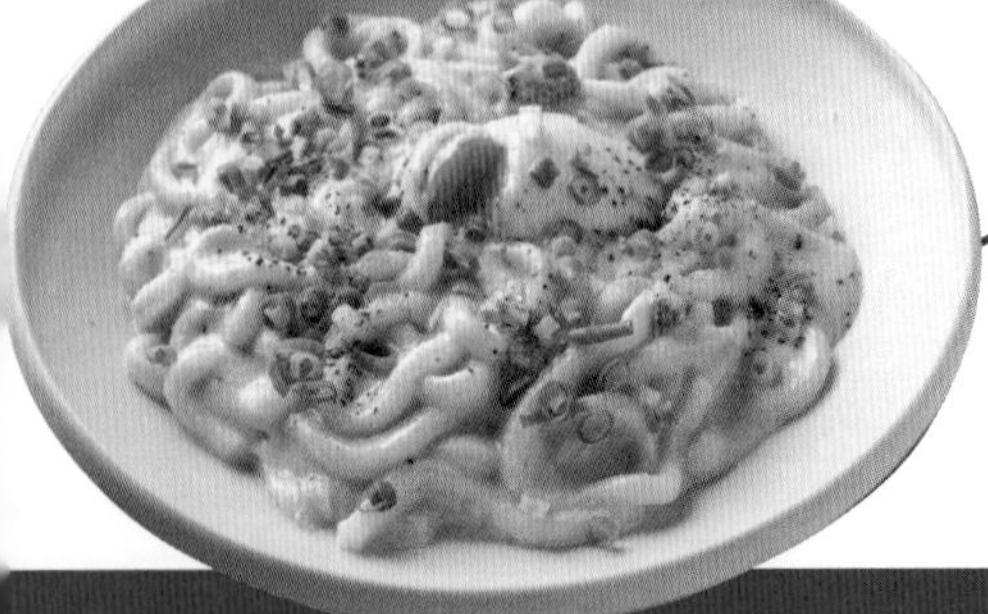

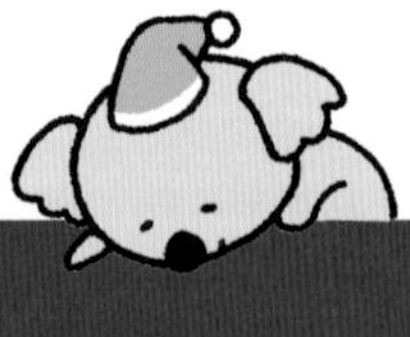

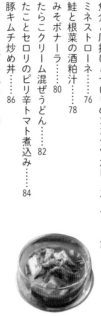

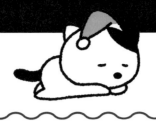

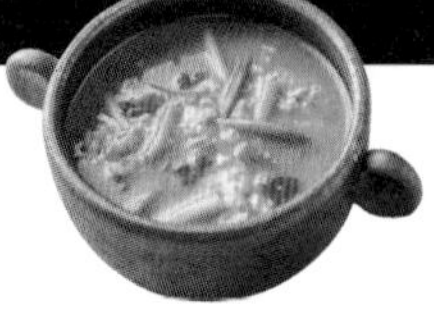

第4章　睡眠ホルモン「メラトニン」を働かせて、よい睡眠リズムをつくる

第5章　あなたは大丈夫？　体をヘトヘトにさせていく睡眠に悪い習慣とは

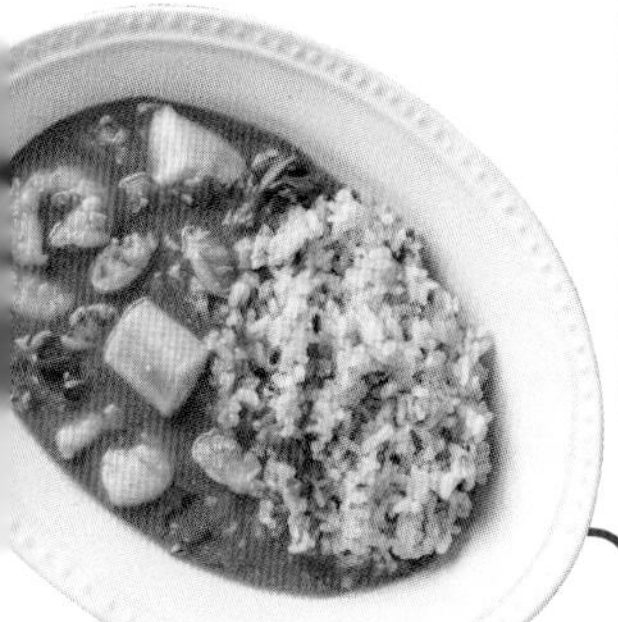

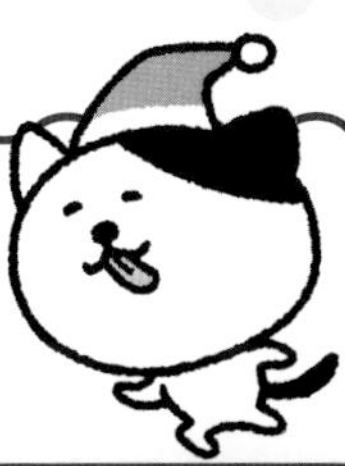

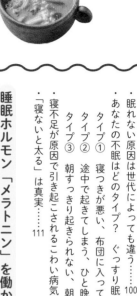

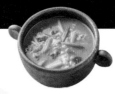

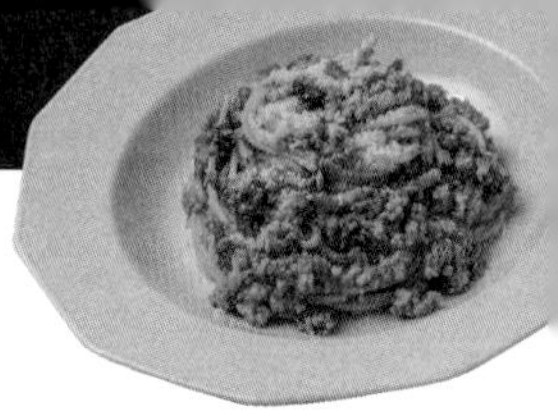

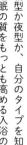

第6章
ぐっすり眠るためにもっとできること

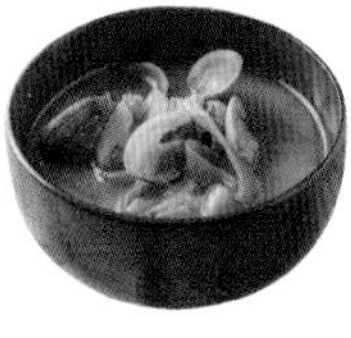

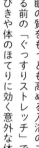

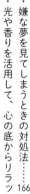

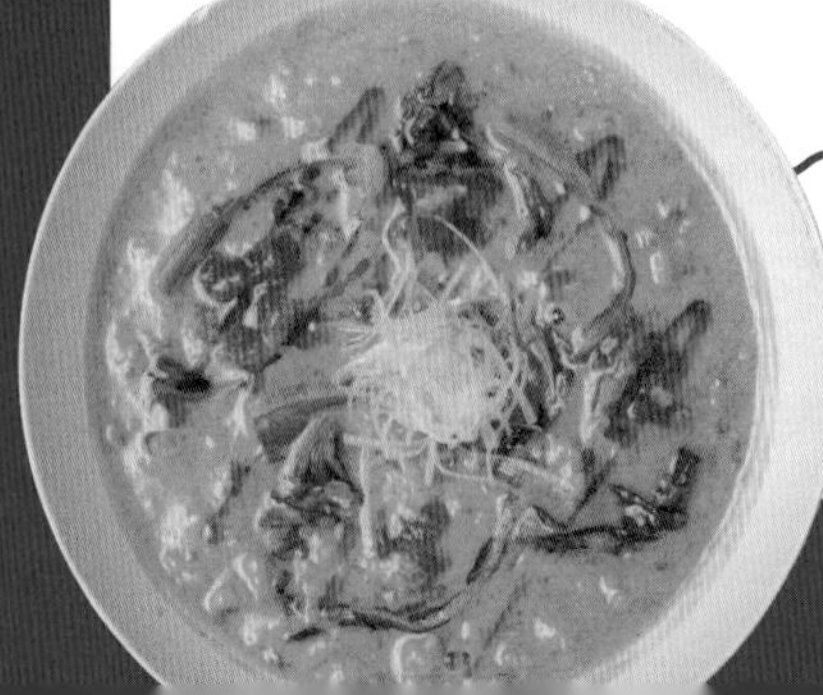

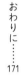

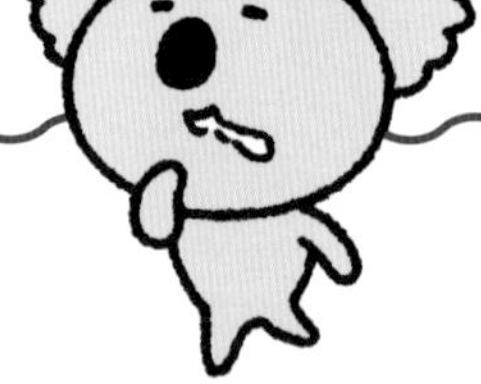

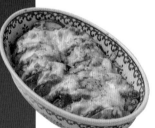

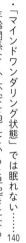

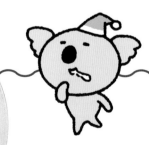

第1章

これ1杯で快眠！
睡眠にいい栄養が詰まった
「ぐっすりスープ」

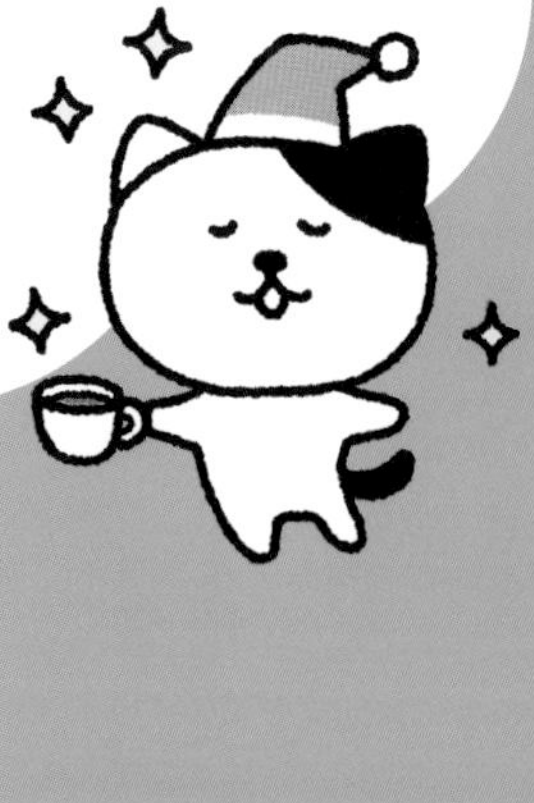

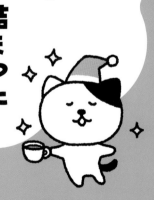

いま「ぐっすりスープ」をすすめるワケ

みなさんはいま、毎晩「ぐっすり」眠れていますか？
必要な睡眠時間はいちおう保てていると感じている人も、「ぐっすり」かと聞かれると、答えに詰まってしまうのではないでしょうか。

じつは、**日本人の睡眠時間は世界で最下位**といわれています。
ただでさえ真面目で勤勉な国民性といわれているところに、スマホやタブレットから洪水のように流れてくる情報を受け止めることで、日本人の睡眠時間はどんどん削られています。

ただし、睡眠においては「時間」も大切ですが、何よりその「質」がカギとなります。
人は眠っている間、「レム睡眠」と「ノンレム睡眠」という2種類の状態を繰り返していますが、**ノンレム睡眠のなかでも「深睡眠《しんすいみん》」と呼ばれる状態をしっかりとれているが、「ぐっすり眠る」ことにつながります。**

とはいえ、「今日はぐっすり眠るぞ」と気合いを入れたところで、深睡眠がとれるかどうかはコントロールできません。

それどころか、「ぐっすり眠らなければ」と思いすぎてしまうと、脳が覚醒して眠りが浅くなってしまう可能性もあります。

では、どうすれば毎日「ぐっすり眠る」ことができるようになるのでしょうか。

じつは、**食生活を少し改善するだけで、睡眠の質は驚くほどよくなります。**

本書では、深睡眠がとれるようになる魔法のスープ、通称「ぐっすりスープ」について、作り方やその効能をお伝えしていきます。

それと同時に、睡眠のメカニズムや、睡眠によい習慣・悪い習慣、ぐっすり眠るための環境づくりなどもご紹介しますので、ぜひ参考になさってください。

「トリプトファン」で睡眠ホルモンを働かせよう

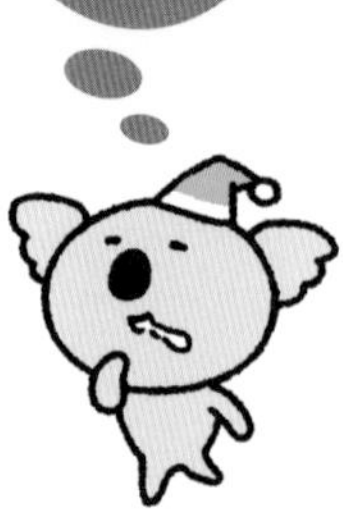

睡眠の質を高めるうえで効果的なのは、食生活による睡眠の改善です。

「食べ物って睡眠に影響があるの？」と意外に思われるかもしれませんが、食べ物と睡眠には密接な関係性があります。

なぜなら、**ぐっすり眠るには「トリプトファン」の摂取が欠かせない**からです。

そもそも睡眠の質を高めるには「眠りを誘うホルモン」ともいわれている「メラトニン」の分泌がカギとなりますが、このメラトニンの材料となる成分がトリプトファンです。

あまり聞いたことがないという人もいらっしゃるかもしれませんが、トリプトファンとは牛乳から発見されたアミノ酸で、体内では生成できず、食品からしか摂取できません。

トリプトファンは体内に入ると自律神経の働きを活性化させ、心のバランスを整える「セロトニン」というホルモンに変わります。そして、日中に体内で分泌されたセロトニンは、夜になるとメラトニンに変化します。

つまり、**メラトニンの分泌を高めるためには、セロトニンが昼までにしっかり分泌されていることが大切**です。そのためにも、朝からしっかりとトリプトファンを摂取することが重要なのです。

〔トリプトファンが多く含まれている食材〕

●かつお、まぐろ、牛肉などのタンパク源
●豆腐や納豆などの大豆製品
●チーズや牛乳などの乳製品
●卵やナッツ類、バナナなど

ちなみにトリプトファンはインスリンによって脳へと運ばれるので、白米などの炭水化物と一緒に摂るのがおすすめです。

焼き鮭、納豆、白米、みそ汁といった和食の朝ごはんは、ぐっすり眠るうえでは理想的な食事といえます。洋食ならば、ベーコンエッグ、チーズトースト、ヨーグルトといった乳製品をしっかりと摂れるメニューもおすすめです。朝は忙しくて朝食がとれないという人は、「トリプトファン」「炭水化物」「ビタミンB_6」の3つの栄養素が含まれているバナナだけでも食べるとよいでしょう。

また、ビタミンB_6はトリプトファンの吸収をよくするので、ヒレ肉やささみなどの肉類、青魚なども積極的に摂るようにしましょう。

まだまだある！　睡眠に効果的な栄養素

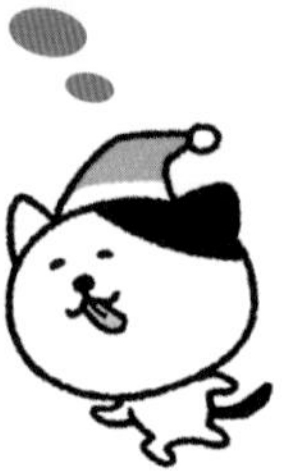

睡眠の質を上げてくれる栄養素は、トリプトファンだけではありません。チョコレートのCMなどでも知られる「GABA（ギャバ）」は、**心身をリラックスさせる作用があり、不眠の改善に効果が期待できます。**

GABAの成分はγ－アミノ酪酸というアミノ酸の一種で、ストレスを軽減する機能や血圧を下げる効果などが報告されています。GABAは血液脳関門を通過できないので効かないのではという議論もありますが、腸脳相関によって脳内の受容体感受性が上がったり、血圧低下作用を通して睡眠を促す可能性があります。

〔GABAが多く含まれている食材〕

- ●玄米、雑穀類
- ●トマト、ブロッコリースプラウト
- ●発酵食品、きのこ類
- ●カカオ

また、「チロシン」というアミノ酸も、睡眠を助けてくれる成分です。チロシンは気分を向上させるドーパミンや、やる気ホルモン「アドレナリン」の原料となるため、「抗うつ」の作用があります。また、慢性的なストレスや疲労を和らげる効果も期待できます。

〔チロシンが多く含まれている食材〕

●さくらえび、しらす、豚肉、鶏肉などのタンパク源

●たけのこ、かつおぶし、納豆、アーモンド、ピーナッツ、牛乳など

1日たった1杯で、睡眠の質が劇的に改善する「ぐっすりスープ」

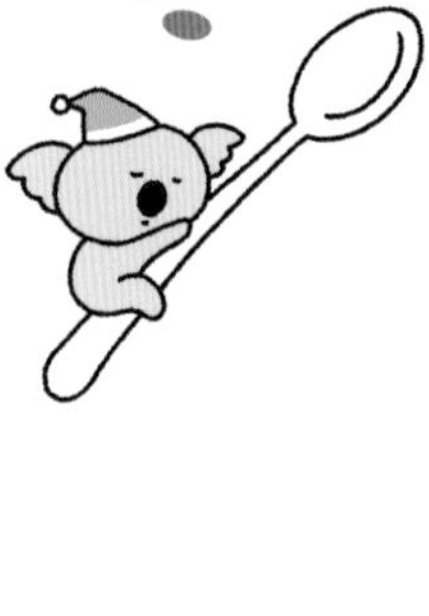

ここまで質のよい睡眠に効果的な栄養素について説明してきましたが、栄養はバランスよく摂取することが大切ですし、毎日、睡眠のことだけを考えて食事を決めるわけにもいきません。

また、食事で栄養素を摂取するには、毎日の習慣として続けることが大切です。

そこで今回、スーパーでも手軽に手に入る食材ばかりで作れる「ぐっすりスープの

素」を考案しました。

「ぐっすりスープの素」は、材料を混ぜ合わせて凍らせ、必要な量だけ取り出してお湯を注いだらスープになるという超簡単レシピ。睡眠の質を高める栄養素がしっかり摂れるだけでなく、味もとてもおいしいので、毎日飲んでもまったく飽きません。

また、冷凍保存ができるのでつくりおきしやすく、スープ以外にも料理の調味料やドレッシングとして使うこともできます。

◆1食分の使用量はお好みで

薬ではないので、飲みすぎの心配はありません。1日1杯といわず、3食毎度のタイミングで飲んでいただいても大丈夫ですし、小腹がすいたときや夜食などにもおすすめです。

◆保存期間は約1カ月

「ぐっすりスープの素」を冷凍できる期間は、約1カ月です。

本書では10食分の分量でのレシピを紹介していますが、もっと多めに作って冷凍していただいても問題ありません。
ただし、一度解凍したものはその日のうちに飲みきるようにしましょう。

◆血糖値や塩分量が気になる人でも安心

1杯のスープあたり、エネルギーは42kcal、塩分は1・2gです。**とてもヘルシーなので、血糖値や塩分量が気になる人にもおすすめです。**

また、みその塩分は食塩とは異なり、血圧が上がりにくく、高血圧と脳卒中の予防にも効果があることが医学的にも証明されています。さらにはトマトに含まれるうま味成分・グルタミン酸が、塩分控えめながらおいしさをプラスしてくれます。

「ぐっすりスープ」の食材とそのすごい効果

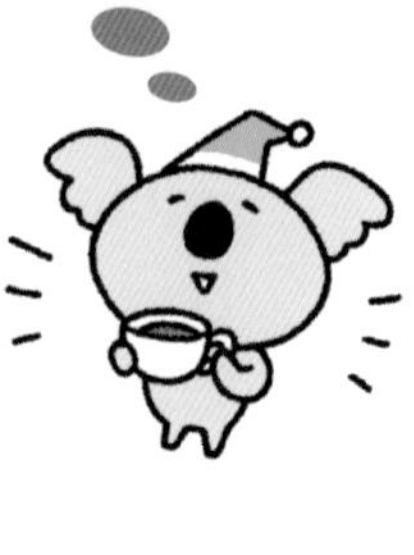

「ぐっすりスープの素」は、「蒸し大豆」「トマト」「粉チーズ」「みそ」「酢」の5種

類の食品を混ぜ合わせて作ります。
ここではそれぞれの栄養素と効果を見ていきましょう。

◆蒸し大豆

大豆製品には、トリプトファンが多く含まれています。また、水溶性食物繊維も豊富なため、腸内環境を整え、血糖値の上昇を抑制する効果もあります。

ちなみに水煮の大豆でもレシピ的にはＯＫですが、蒸し大豆がおすすめ。その理由は、水煮の大豆は煮る過程で水のなかに栄養成分が溶け出してしまいますが、蒸し大豆は水を加えることなく蒸しているので、栄養素も保たれたままだからです。さらにはレトルトパウチのかたちで売られているものが多いので、袋の上から直接つぶして使えたりと、調理するうえでもとても便利です。

また、大豆には疲労を和らげる効果のある「チロシン」も含まれています。

◆トマト

トマトはトリプトファンやＧＡＢＡといった睡眠の質改善に効果的な栄養素が含ま

れているほか、抗酸化作用の高いリコピンや疲労回復に効果的なクエン酸、美肌効果のあるビタミンなど、栄養の宝庫です。

さらにはうま味成分であるグルタミン酸が豊富に含まれているため、スープのおいしさの決め手にもなっています。

◆みそ
蒸し大豆同様、みそのもととなる大豆にはトリプトファンが多く含まれています。また、発酵によってアミノ酸やビタミンが多量に生成されるため、大豆よりもさらに栄養的に優れた効果を発揮します。トリプトファンは14時間前後でメラトニンに変化するため、朝食に「ぐっすりスープ」を飲むと、より効果的です。

◆粉チーズ
乳製品にはトリプトファンが多く含まれています。「ぐっすりスープの素」に牛乳やチーズを足してアレンジすれば、睡眠に必要な栄養をより効果的に摂取できます。さらに、チロシンも多く含まれているのが特徴です。

◆酢

お酢には血糖値の上昇を緩やかにする働きがあるため、睡眠の質を高める効果が期待できます。また、体脂肪・内臓脂肪の減少や血圧低下作用、疲労回復などにも効果的です。さらに、ほかの食材の吸収率を上げる作用もあります。

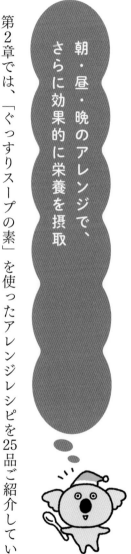

朝・昼・晩のアレンジで、さらに効果的に栄養を摂取

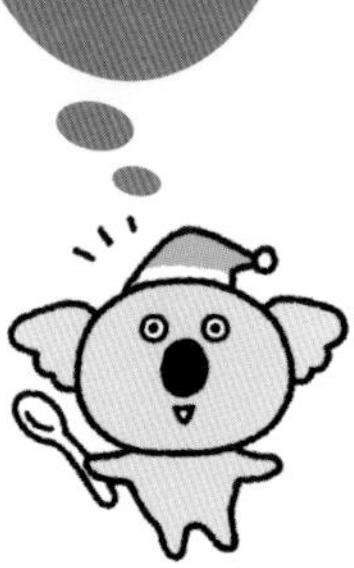

第２章では、「ぐっすりスープの素」を使ったアレンジレシピを25品ご紹介しています。とくに朝、昼、晩で追加する食材を変えることで、より睡眠改善の効果が期待できます。

まず朝食では、メラトニンの材料となるトリプトファン、ＧＡＢＡをしっかりと摂取しておくことが大切です。朝の忙しい時間帯でも、「ぐっすりスープの素」にちょい足しするだけで作れる簡単なみそ汁のレシピなども紹介しているので、ぜひ試してみてください。

昼食では、炭水化物を控えめにして、タンパク質や食物繊維を多く含む野菜などをしっかりと摂ることが大切です。**肉類などの高タンパク食材を摂るのにもっとも適しているのは、じつは昼食**です。

また、熱い汁物や香辛料を大量に使った辛いものなどは、昼食には適しません。なぜなら深部体温を高める作用があるため、食後に反動で深部体温が下がって眠気のもととなってしまうからです。そこで不要な昼寝をしてしまうと夜に寝つきが悪くなり、体内時計のリズムが崩れてしまうのでご注意ください。

そして夕食には、逆に**体温を上げるメニューが効果的**です。

唐辛子に含まれるカプサイシンには深部体温を上げる作用があるため、食後に深部体温が下がる過程で眠気が生じます。

また、快眠を促す精油成分などが含まれている「アロマベジタブル」を摂取することで、快眠を誘うことができます。

セロリに含まれる「アピイン」やパセリに含まれる「アピオール」といった香り成分は、寝つきの悪い人やリラックスして眠りにつきたい人に効果的です。玉ねぎに含まれる「硫化アリル」も、イライラを解消し、体を温めながら穏やかな眠りへと導く効果があります。

サプリメントの摂取は、適量で

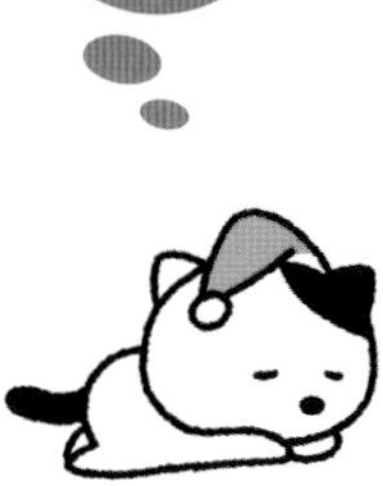

食生活による睡眠改善というと、手軽にサプリメントで済ませたいという人もいらっしゃることでしょう。実際に私も、「睡眠改善のためにサプリメントを飲んでもいいですか？」と患者さんから質問されることがあります。
たしかに睡眠改善に効果的として紹介したトリプトファンやＧＡＢＡ、チロシンと

いった栄養素は、サプリメントのかたちでも多く販売されています。

もちろん、摂取の目安を守ればサプリメントを摂取してもかまいません。イライラしやすく落ち着きがない人には、不眠を改善する効果のあるGABAや、覚醒状態を保つための物質をブロックしてくれるテアニンが配合されたものがおすすめです。また、睡眠のリズムを整えたい人には、ビタミンB_{12}やラフマ葉エキス配合のサプリがよいとされています。

ただし、サプリメントには成分を濃縮しているものも多くあるため、副作用が出てしまう可能性もゼロではありません。とくに持病を抱えている人、高齢者や子ども、妊娠中の人、アレルギー体質の人などは摂取に注意が必要です。

その点、「ぐっすりスープの素」はすべて食品から作られていますので、体にも安心です。老若男女にかかわらず飲んでいただけますので、ご自身だけでなく、家族の「深睡眠」を守るためにもぜひ毎日の食生活に取り入れてみてください。

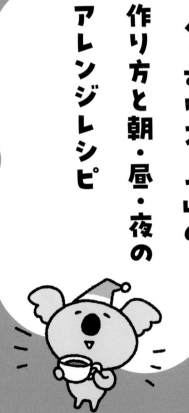

第2章

「ぐっすりスープ」の作り方と朝・昼・夜のアレンジレシピ

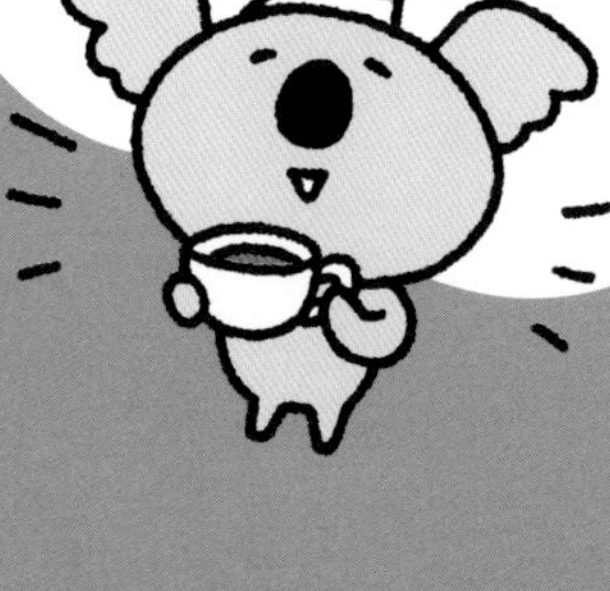

＼スープの素にお湯を注ぐだけ！／

簡単でおいしい！
基本の「ぐっすりスープ」

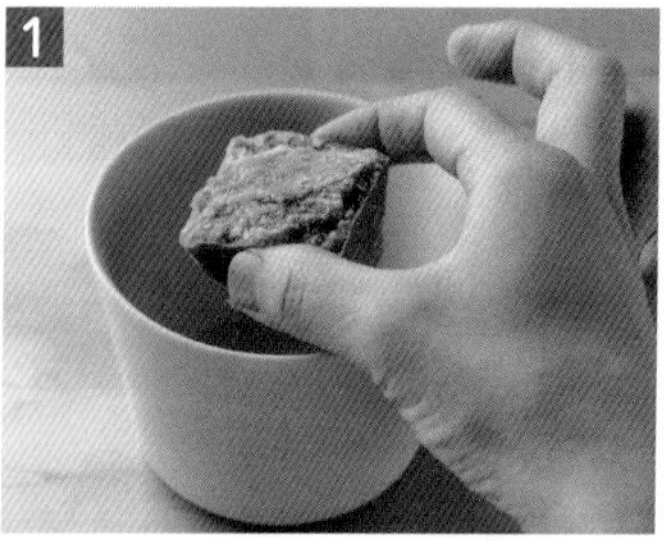

冷凍保存しておいたスープの素を
取り出して、器に入れます。

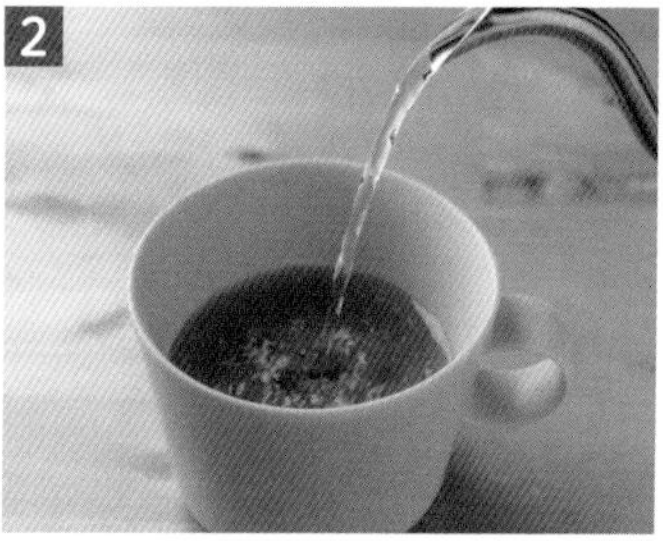

熱湯を約90ml注ぎます。

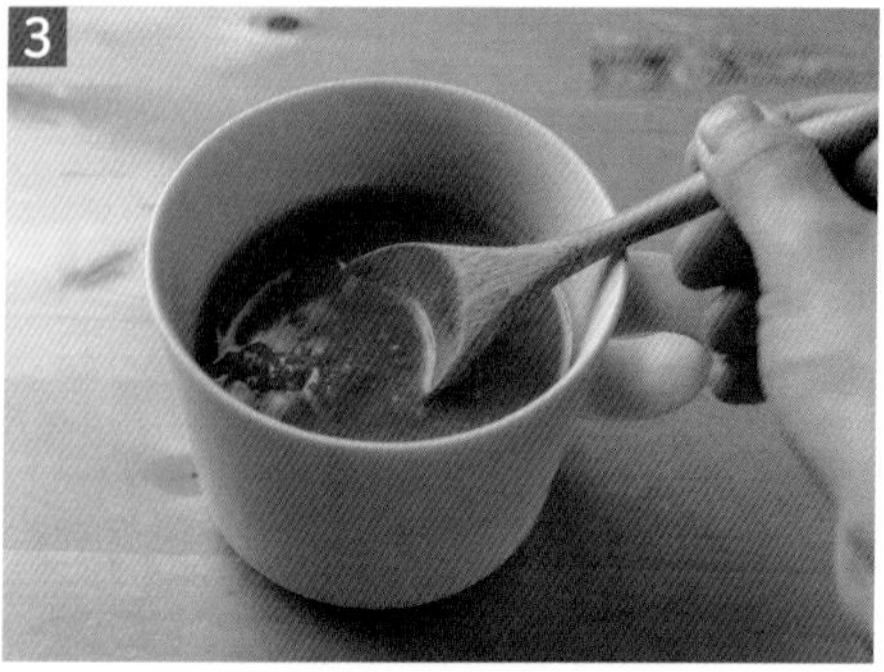

混ぜれば完成！

「ぐっすりスープ」の上手な活用法

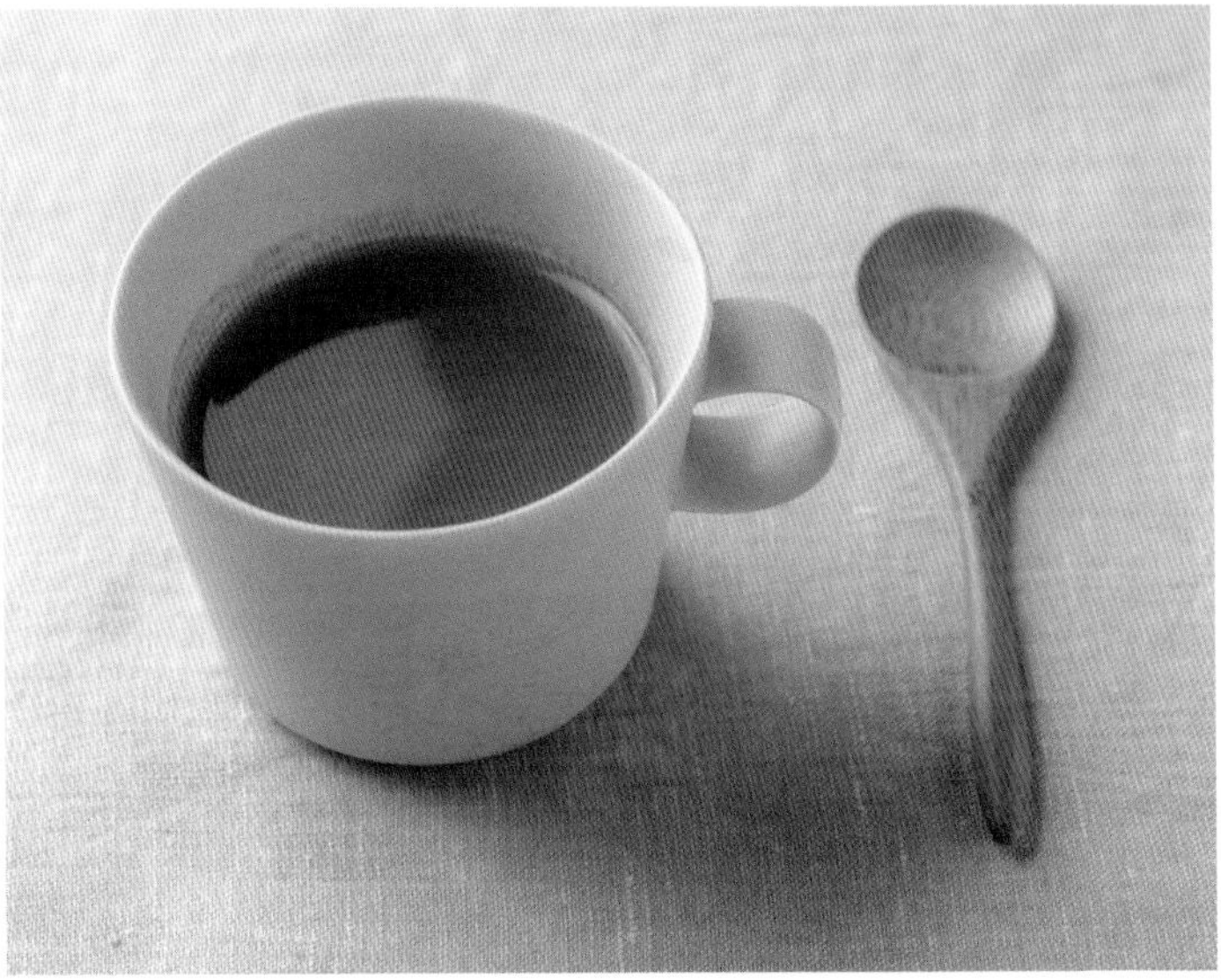

●1日1杯、最低2週間は続けましょう

●朝・昼・晩の3食に限らず、小腹がすいたときでも OK

●お湯の量を調整して、お好みの濃さでお楽しみください

●46 ページからのアレンジレシピで、さらに効果がアップ！

「ぐっすりスープの素」の作り方

おさらい

たった５種類の材料を混ぜ合わせるだけで、効果抜群の「ぐっすりスープの素」が作れます！

材料（「ぐっすりスープの素」10 個分）

1杯あたり
エネルギー：42kcal 塩分：1.2g

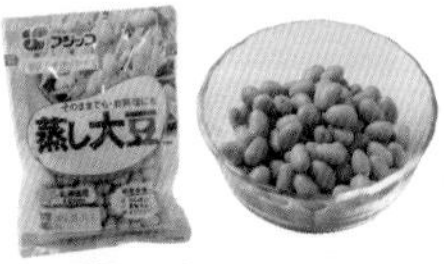

蒸し大豆 100g

大豆製品にはトリプトファンが多く含まれており、なかでも蒸し大豆は水を加えることなく蒸しているので、栄養素がしっかりと保たれています。

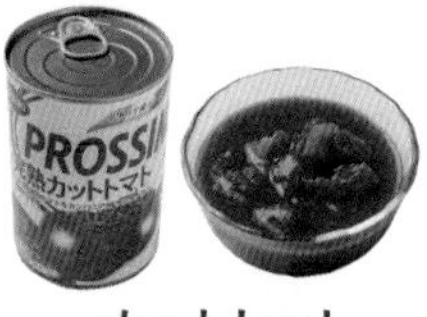

カットトマト
1/2 缶（200g）

トマトはトリプトファンやＧＡＢＡといった睡眠の質改善に効果的な栄養素が含まれているほか、リコピン、クエン酸、ビタミンなど、栄養の宝庫です。

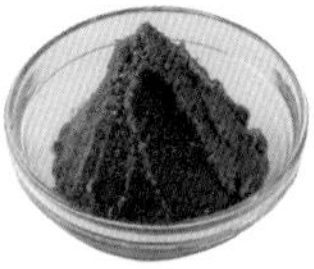

みそ 90g

トリプトファンを多く含む大豆を発酵させることにより、栄養価がアップ。アミノ酸への分解過程で生成されるペプチドには、血圧を下げる効果もあります。

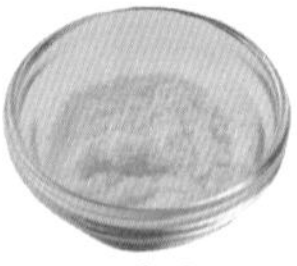

粉チーズ 大さじ1

乳製品にはトリプトファンやチロシンが豊富なほか、粉チーズのカルシウム含有量は牛乳の10倍以上。少量で高濃度のカルシウムを摂取できます。

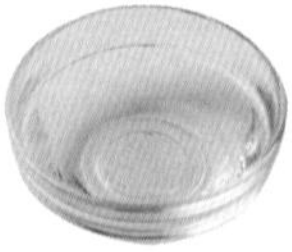

酢 大さじ1

血糖値の上昇を緩やかにする働きにより、睡眠の質を高めます。また、疲労回復を促すクエン酸効果や、ほかの栄養素を吸収しやすくしてくれる効果も。

作り方

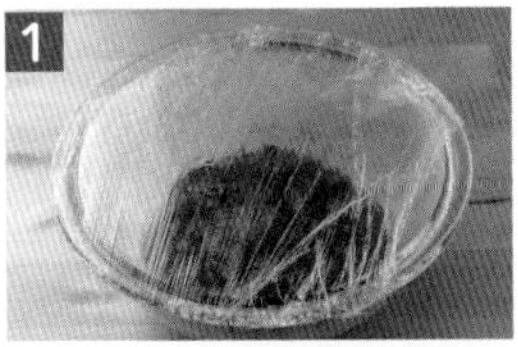

1 トマト（カットトマト缶1/2缶）を耐熱容器に入れてふんわりとラップをかけ、電子レンジで2分加熱する（余ったトマトは冷凍保存できます）。

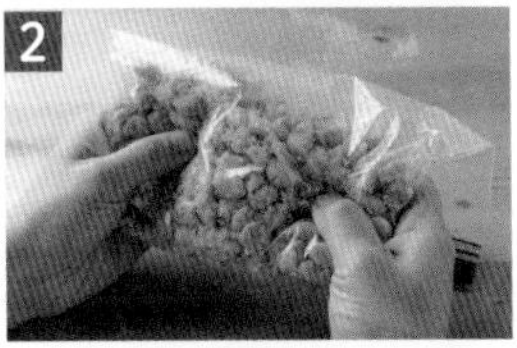

2 蒸し大豆100gをつぶす（パウチの商品であれば、パウチのまま指や瓶などを使ってつぶす。缶の場合は、袋などに入れてつぶす）。

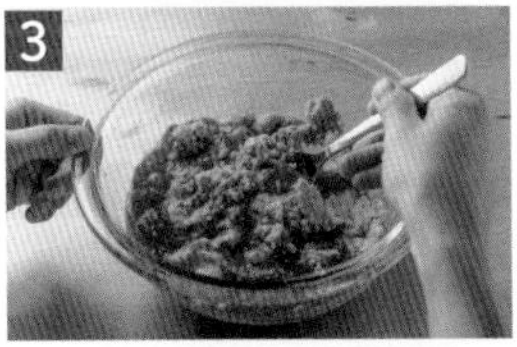

3 1と2、みそ90g、粉チーズ、酢、各大さじ１を混ぜ合わせる。

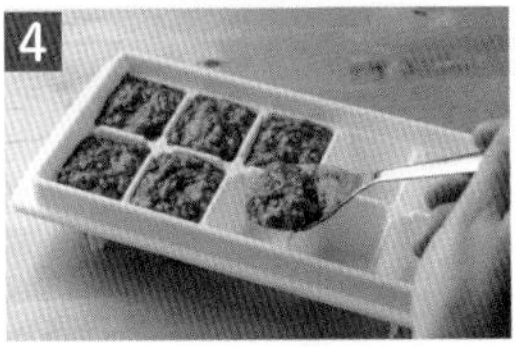

4 製氷皿に10等分（１個あたり39 ~ 40g）に入れて凍らせる。

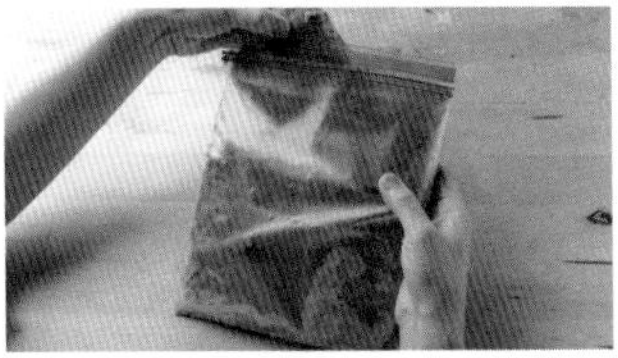

保存袋に入れて凍らせてもOK！
使用する分だけ折って使えます。

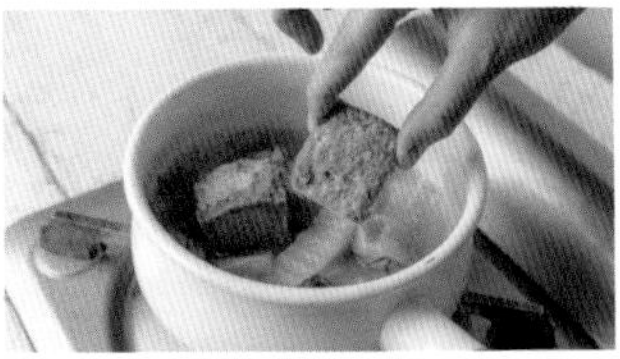

凍ったまま、鍋に直接入れて調理できるので、とっても便利！

※計量単位は大さじ１=15ml、小さじ１= 5ml、１カップ=200mlです。
※電子レンジのワット数は600Wです。
※記載をしていない火加減に関しては中火です。
※素１個を解凍して使う場合は、耐熱容器に入れてふんわりとラップをかけ、電子レンジで40秒加熱します（素２個を解凍して使う場合は1分加熱）。

朝食では、メラトニンの材料になるトリプトファンやGABAをしっかりと摂取することが大切。忙しい朝でも簡単にできる「ちょい足しレシピ」もご紹介します。

あさりとねぎのみそ汁

65 kcal

材料（2人分）

ぐっすりスープの素…2個
あさり…150g
ねぎ…1本
水…1カップ

作り方

① あさりはこすり洗いをして汚れを落とし､塩水につけて砂抜きする。ねぎは斜め1㎝幅に切る。

② 鍋に①と水を入れ、蓋をしてひと煮立ちさせ、あさりが開いてねぎが少ししんなりとしたらぐっすりスープの素を入れる。再び蓋をして、スープの素が溶けるまで弱火で煮込む。

POINT

あさりに含まれるビタミンB12は、赤血球の生成を促す働きがあり、疲労回復に役立ちます。ねぎに含まれるビタミンCは、ストレスから体を守ってくれます。

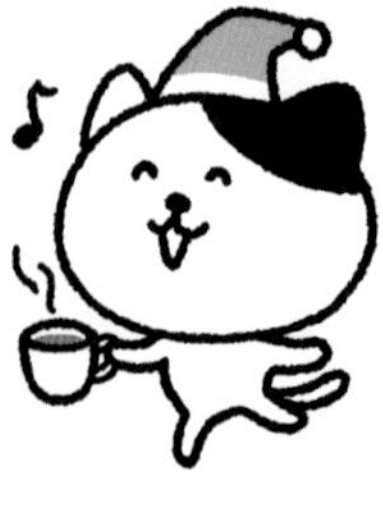

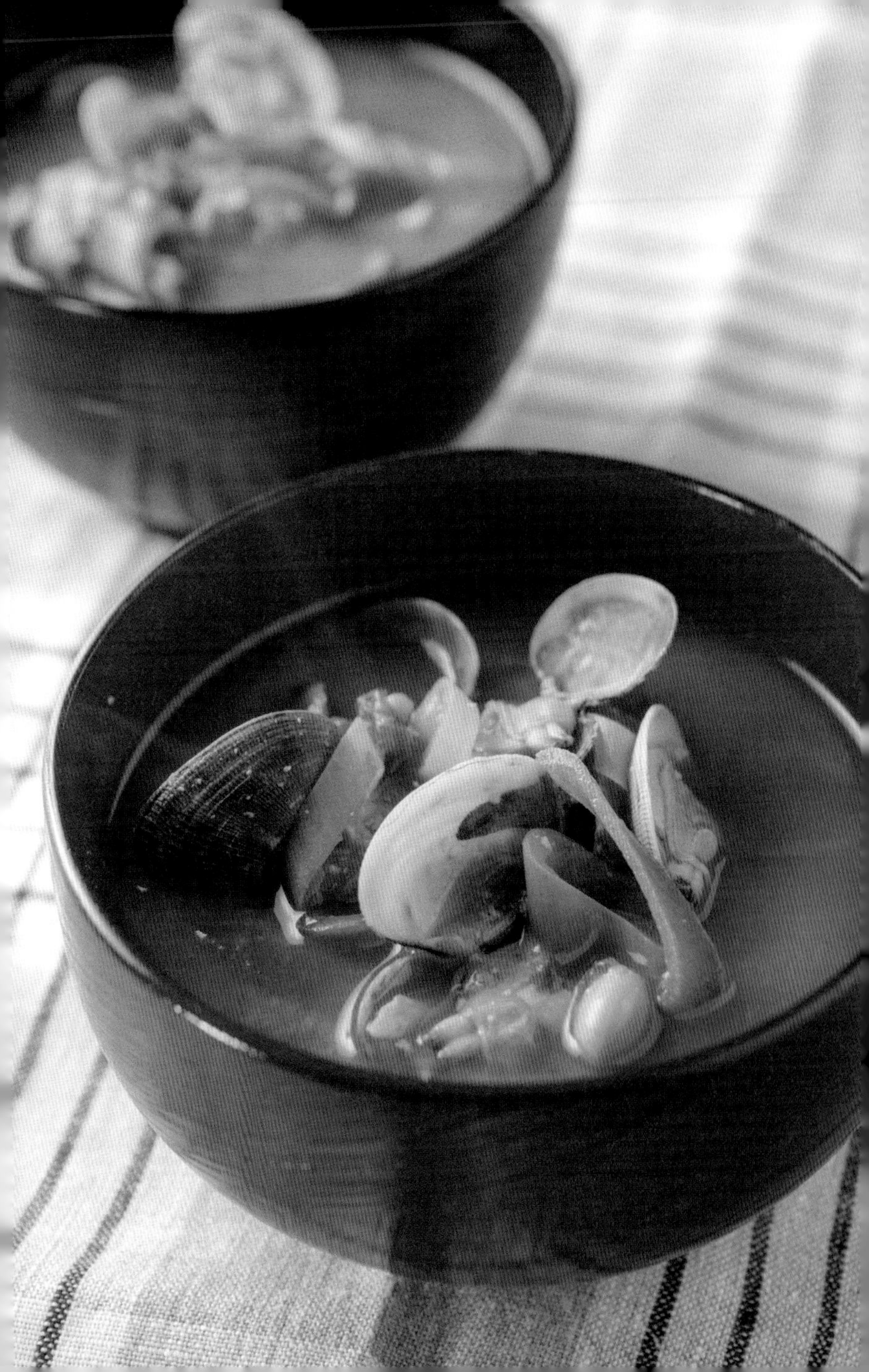

さばとトマトと大葉のスープ

140 kcal

材料（2人分）

ぐっすりスープの素…2個
さば水煮缶…約1/2缶（100g）
カットトマト缶
…1/4缶（100g）
大葉…6枚
水…1/2カップ

作り方

① 耐熱容器にさばとトマト、水、ぐっすりスープの素を入れ、ふんわりとラップをかけて電子レンジで4分加熱する。

② ざっくりと混ぜたら大葉をちぎって入れ、さらに混ぜ合わせる。

POINT

スープの素にさらにトマトを加えることで、栄養が倍増！ 素を作る際に残ったトマトを使っても。さばに含まれるオメガ3系高度不飽和脂肪酸は、生活習慣病の予防にも効果的です。

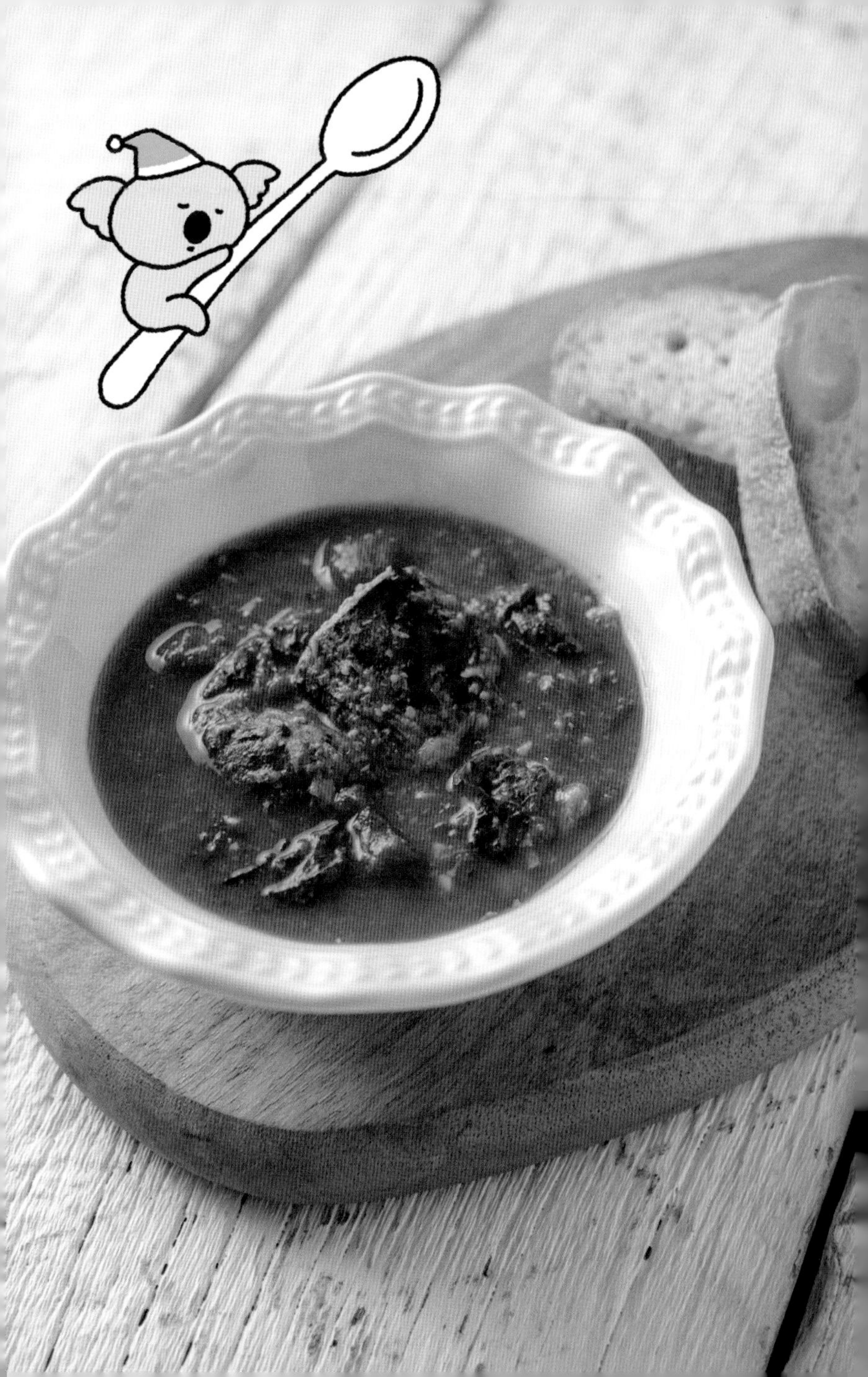

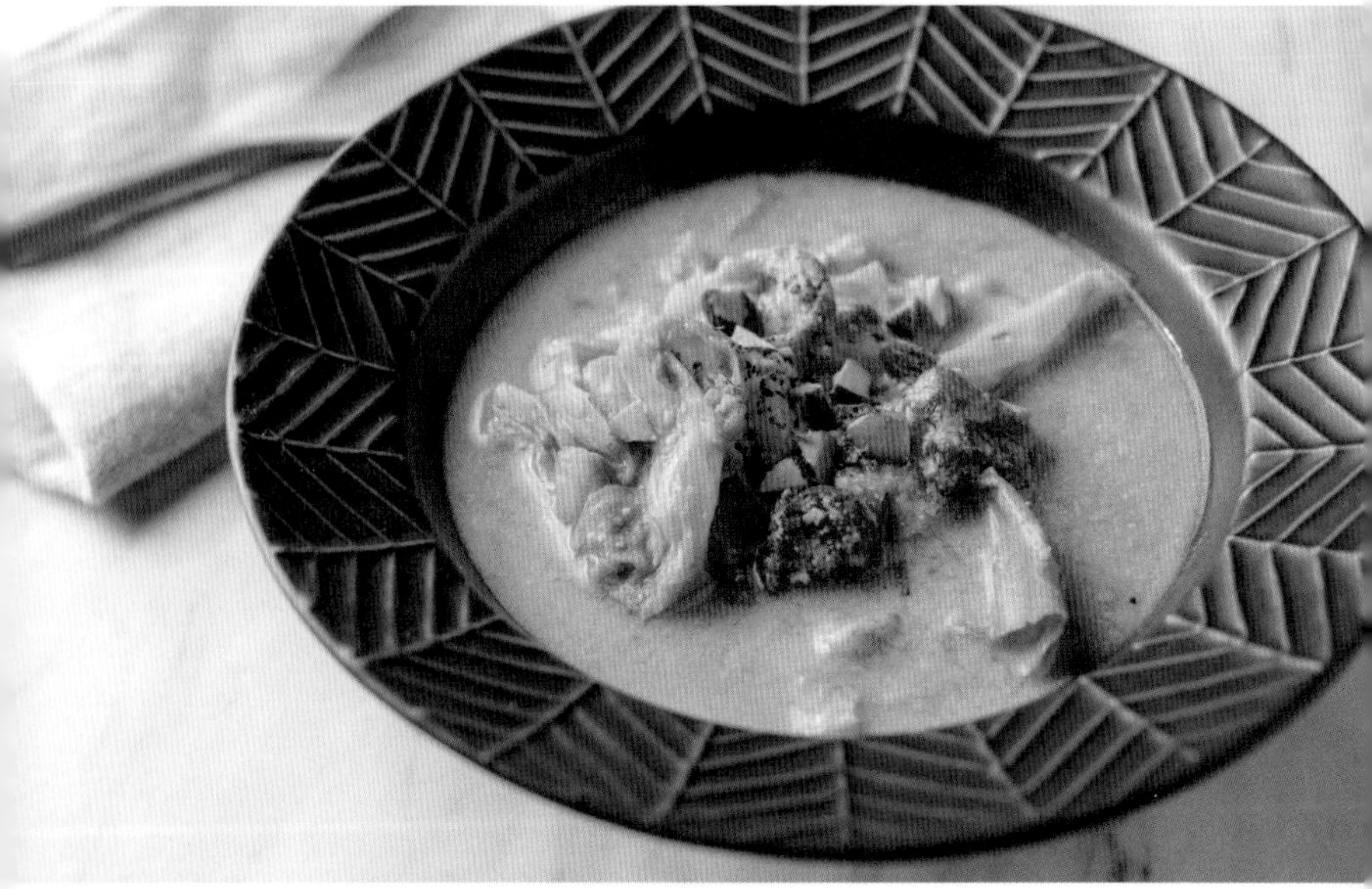

ジンジャー豆乳のスープ　80 kcal

材料（2人分）

ぐっすりスープの素…2個
キャベツ…70g
おろししょうが…小さじ1/2
調製豆乳…1/2カップ
水…1/2カップ

作り方

① キャベツを食べやすい大きさにちぎって耐熱容器に入れ、おろししょうがと水、ぐっすりスープの素を加えてふんわりとラップをかけ、電子レンジで4分加熱する。

② 豆乳を加え、混ぜ合わせる。

＼ POINT ／

「ぐっすりスープの素」＋「豆乳」で、トリプトファンをたっぷり摂取！

朝のアレンジ　**素にちょい足しするだけ！**

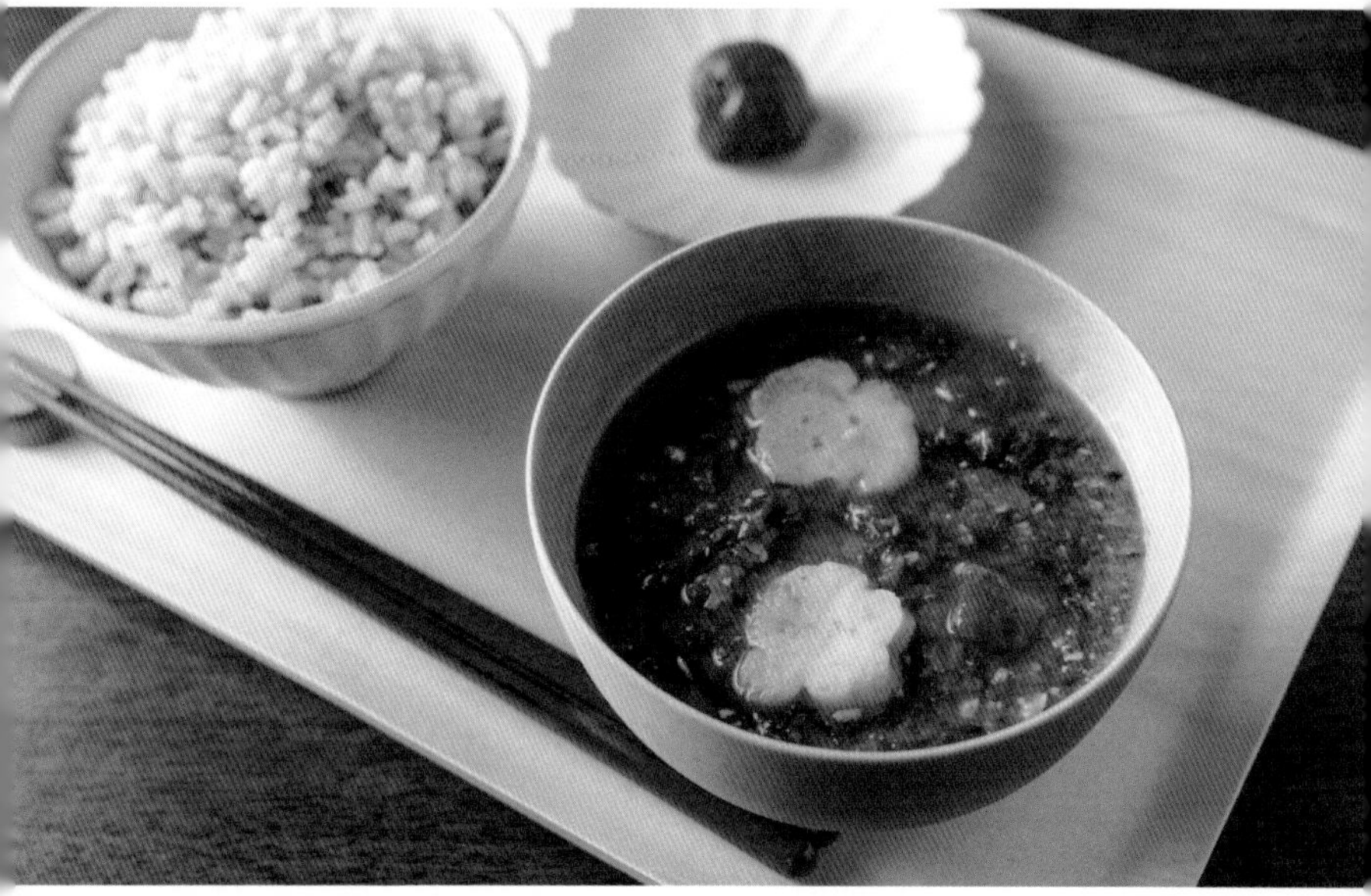

あおさのみそ汁　51 kcal

材料（2人分）

ぐっすりスープの素…2個
あおさ（乾燥）…大さじ2（5g）
お麩…4個
湯…1カップ

作り方

① 器にぐっすりスープの素を1個ずつと、あおさを大さじ1杯ずつ、お麩を2個ずつ入れ、湯を1/2カップずつ加えて混ぜ合わせる。

POINT

鍋にすべての材料を入れて加熱し、混ぜ合わせてもOK！
あおさには腸内環境を整える効果もあります。

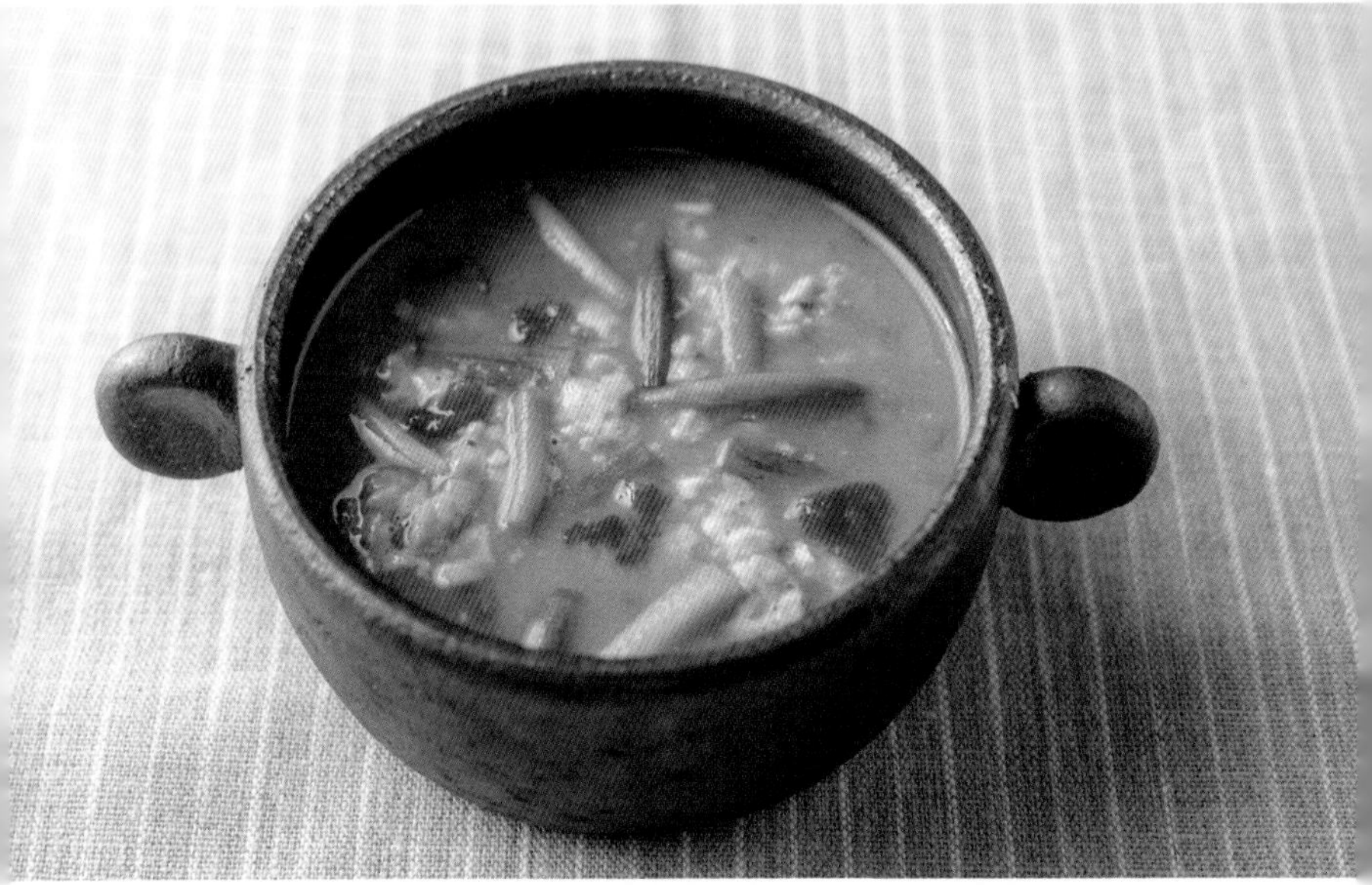

納豆とねぎのみそ汁

79
kcal

材料（2人分）

ぐっすりスープの素…2個
ひきわり納豆…1パック
小ねぎ（ざく切り/ハサミで切るか手でちぎるかでもOK）
…2本
湯……1カップ

作り方

① 器にぐっすりスープの素を1個ずつ入れ、湯を1/2カップずつ入れて溶かす。

② 納豆を半分ずつ、小ねぎを1本ずつ加えて混ぜ合わせる。

＼ POINT ／

鍋にすべての材料を入れて加熱し、混ぜ合わせてもOK！
大豆のトリプトファンをたっぷり摂取できます。

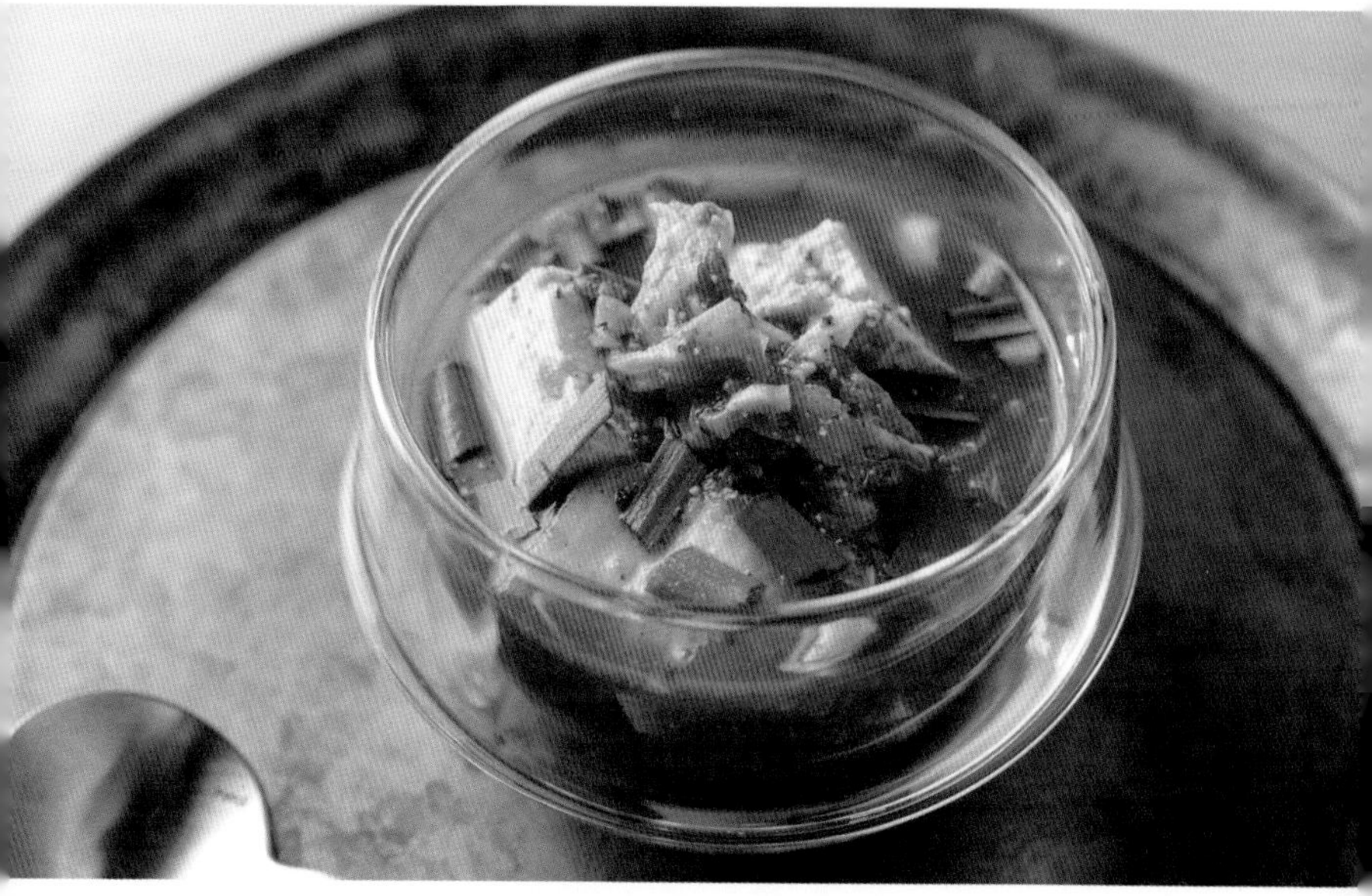

豆腐とキムチの冷たいスープ　71 kcal

材料（2人分）

ぐっすりスープの素…1個
木綿豆腐…100g
キムチ…100g
にら（ハサミで刻む）…1本
水…1/2カップ

作り方

① ぐっすりスープの素を電子レンジで解凍する（自然解凍でもOK）。

② 豆腐を食べやすい大きさにちぎってボウルに入れ、①とキムチ、水を加えて混ぜ合わせる。

② 器に盛り、にらを散らす。

＼POINT／

暑い夏にもぴったり！　キムチには整腸効果も。

シーフードと ほうれん草のカレー

428 kcal

材料（2人分）

ぐっすりスープの素…2個
シーフードミックス（冷凍）…200g
ほうれん草…4株
クミンシード…小さじ1/2
カレールウ…1キューブ（17g）
水…1カップ
雑穀ご飯…340g

作り方

① 鍋にシーフードミックス（冷凍のままでOK）と水、ぐっすりスープの素、クミンシードを入れ、蓋をしてひと煮立ちさせ、スープの素が溶けたらいったん火を止める。

② カレールウを入れて混ぜ溶かし、ほうれん草を食べやすい大きさにちぎって入れる。再び加熱して全体がなじんだら、ご飯と共に盛りつける。

＼POINT／

朝にカレーを食べると香辛料で交感神経が活発になり、体が「活動モード」となります。昼間にしっかり活動することで、夜、良質な睡眠をとることができます。

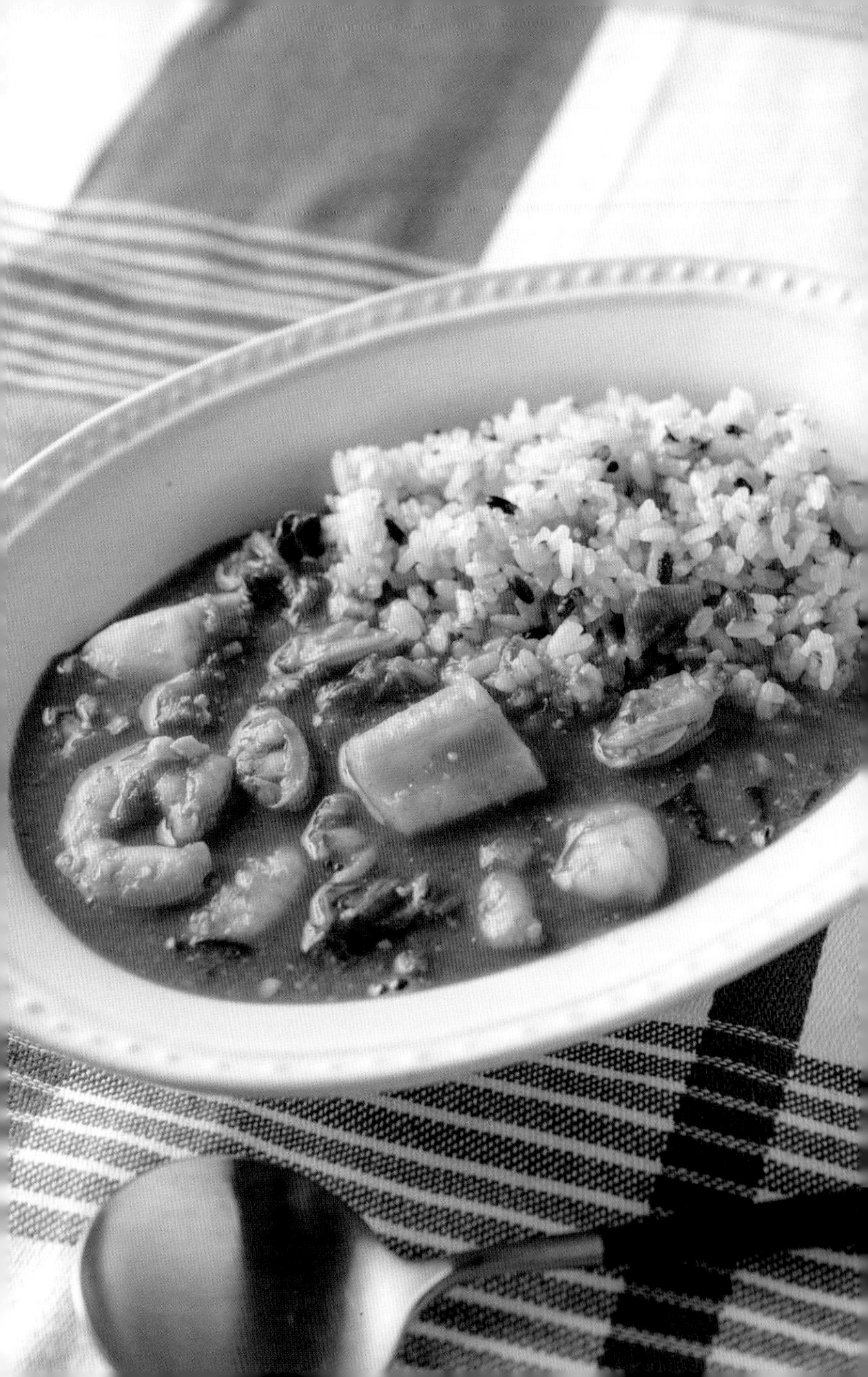

みそトマトのおにぎり　214 kcal

材料（2人分）

ぐっすりスープの素…1個
のり…おにぎり用2枚
（1枚あたり約8㎝×19㎝）
雑穀ご飯…200g

作り方

① ぐっすりスープの素を電子レンジで解凍する（自然解凍でもOK）。

② 雑穀ご飯をおにぎりの形に握り、①を表面に塗る。オーブントースターやグリルで焼き色がつくまで焼き、のりを巻く。

POINT

GABAを多く含む雑穀ご飯で作るのがおすすめ。天板にサラダ油を塗ったアルミホイルを敷き、その上でおにぎりを焼くと網にくっつきにくくなります。

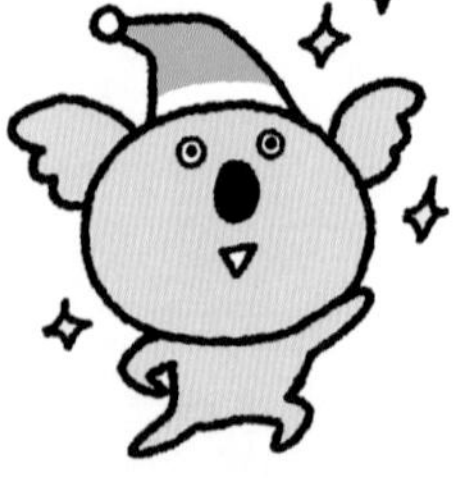

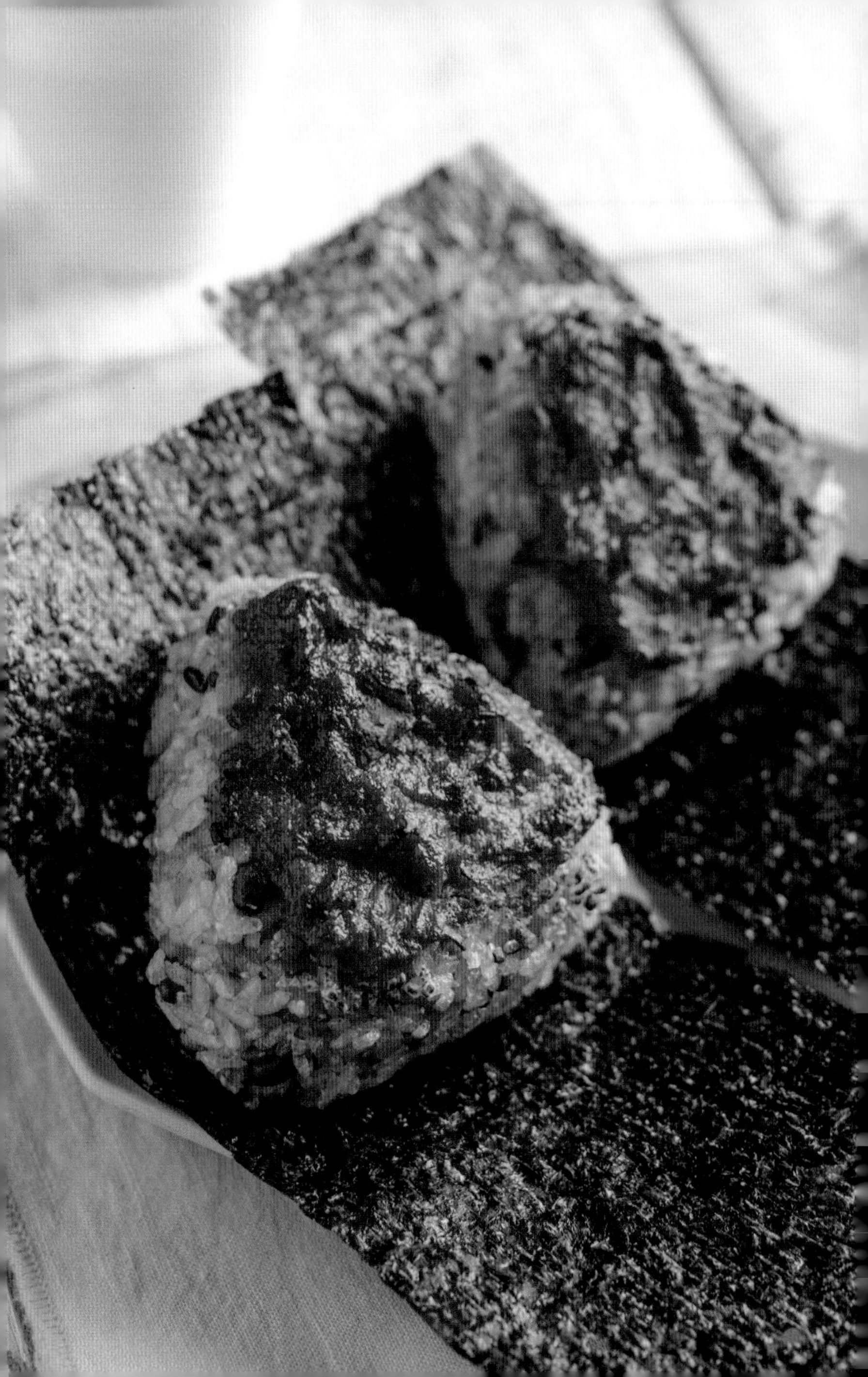

昼食には炭水化物を控えめにして、タンパク質や野菜などの食物繊維を意識して食べることが大切。午後の眠気防止にもつながります。

オニオングラタン風スープ

201 kcal

材料（2人分）

ぐっすりスープの素…1個
ベーコン…1枚
玉ねぎ…1個
パセリ…少々
スライスチーズ…2枚
フランスパン
…1㎝幅のものを2枚
オリーブオイル…小さじ2
砂糖…小さじ1
水…2カップ
塩…小さじ1/4
こしょう…少々

作り方

① 玉ねぎは繊維を断つように薄切りに、ベーコンは粗みじん切りにする。フランスパンはトーストしておく。

② 鍋にオリーブオイルと玉ねぎとベーコンを入れて炒め、少ししんなりとしてきたら砂糖を入れてさらに炒め、全体が少し茶色くなる程度まで焦がすようにして炒める。水を入れてひと煮立ちさせ、蓋をして5分ほど弱火で煮込み、ぐっすりスープの素を入れて温める。

③ 塩、こしょうで味を調え（お好みでコンソメスープの素〔分量外〕を足してもOK）、耐熱皿に注ぎ、フランスパン→スライスチーズの順にのせてオーブントースターで表面がこんがりとするまで焼く。仕上げにちぎったパセリを散らす。

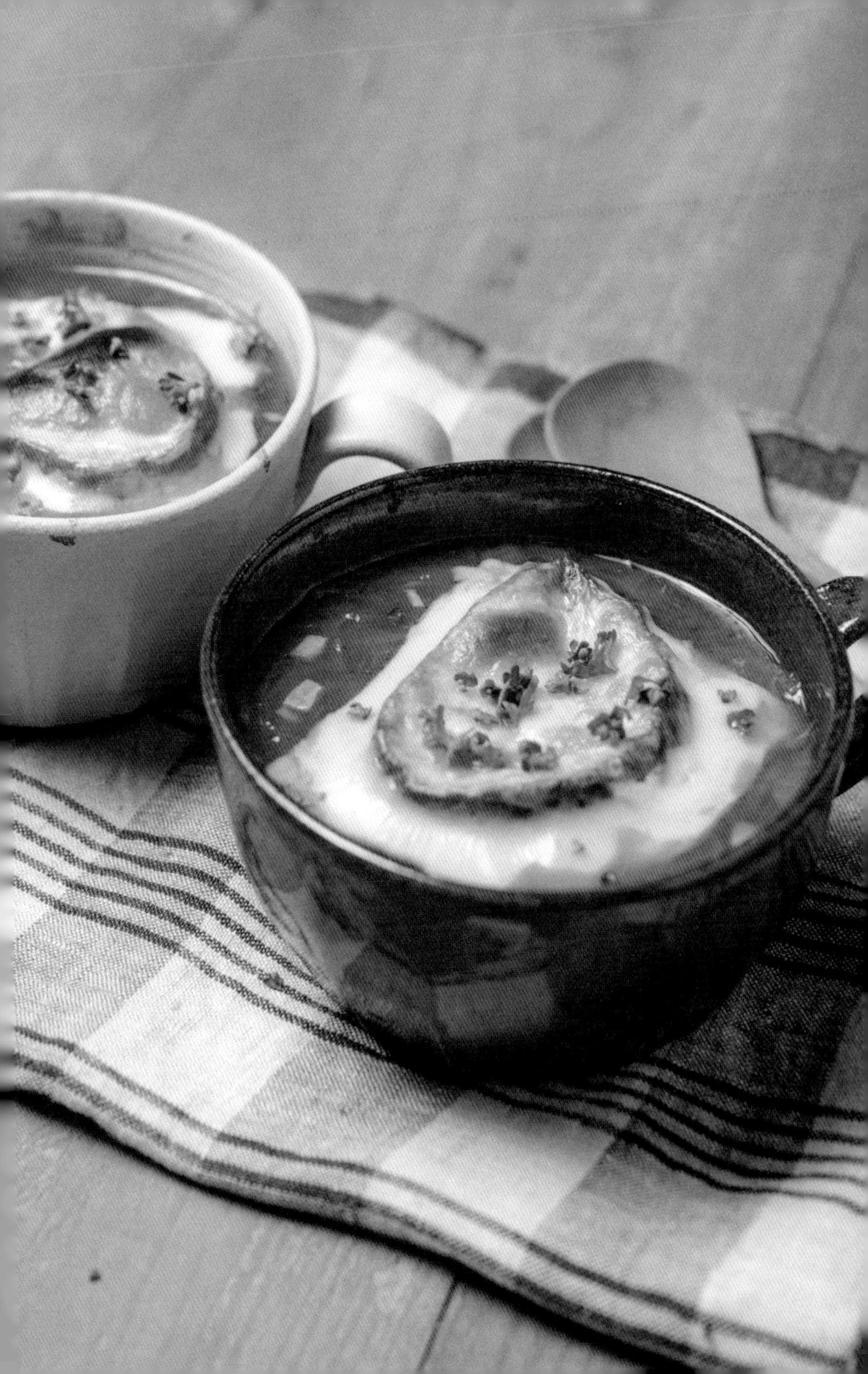

トマト坦々スープ　296 kcal

材料（2人分）

ぐっすりスープの素…2個
豚ひき肉…100g
ねぎ…30g
しょうが…10g
チンゲンサイ…1株
ごま油…小さじ2
豆板醤…小さじ1/2
水…1/2カップ
ねりごま…大さじ1
調製豆乳…3/4カップ
しょうゆ…少々
白髪ねぎ、ラー油…各適宜

作り方

① ねぎは斜め薄切り、しょうがはせん切り、チンゲンサイはざく切りにする。

② 鍋にごま油を熱してねぎとしょうがを炒め、香りが出てきたらひき肉と豆板醤を加え、肉の色が変わるまで炒める。

③ 水とねりごま、ぐっすりスープの素を入れてひと煮立ちさせたら、チンゲンサイと豆乳を加えて再度ひと煮立ちさせ、全体が少ししんなりとしたらしょうゆで味を調えて器に盛る。お好みで白髪ねぎとラー油をかけていただく。

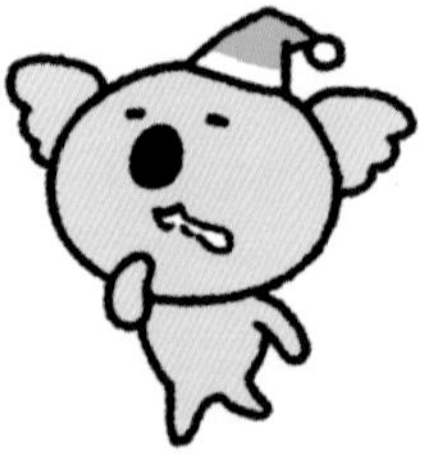

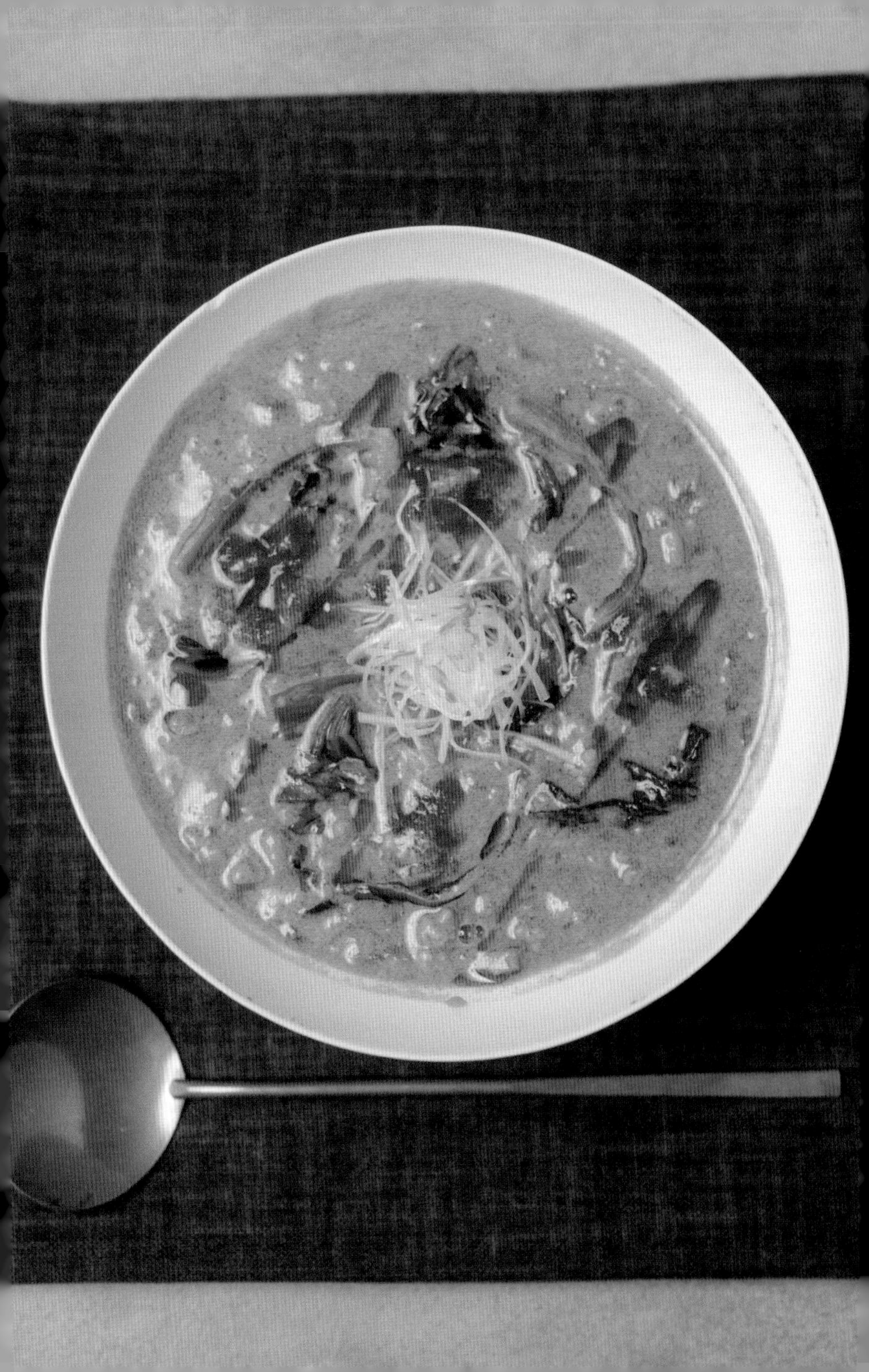

雑穀入り チョップドサラダ

198 kcal

材料（2人分）

ぐっすりスープの素…2個
雑穀…大さじ2（30g）
紫玉ねぎ…1/4個
ミニトマト…6個
マッシュルーム…6個
オレンジ…1個
パセリ…1枝（5g）
オリーブオイル…大さじ1

作り方

① 雑穀は熱湯に入れて15分ほどゆで、水けを切っておく（袋の表示に従ってゆで時間は調整する）。紫玉ねぎは粗みじん切り、ミニトマトは半分、マッシュルームは縦4等分に切る。オレンジは皮を除いてミニトマト大に切る。パセリは粗くちぎっておく。

② 電子レンジで解凍した（自然解凍でもOK）ぐっすりスープの素を大きめのボウルに入れ、オリーブオイルを混ぜ入れてドレッシングを作り、①をすべて入れて混ぜ合わせ、器に盛る。

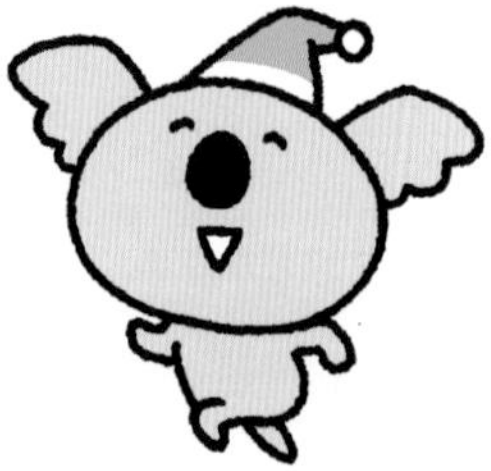

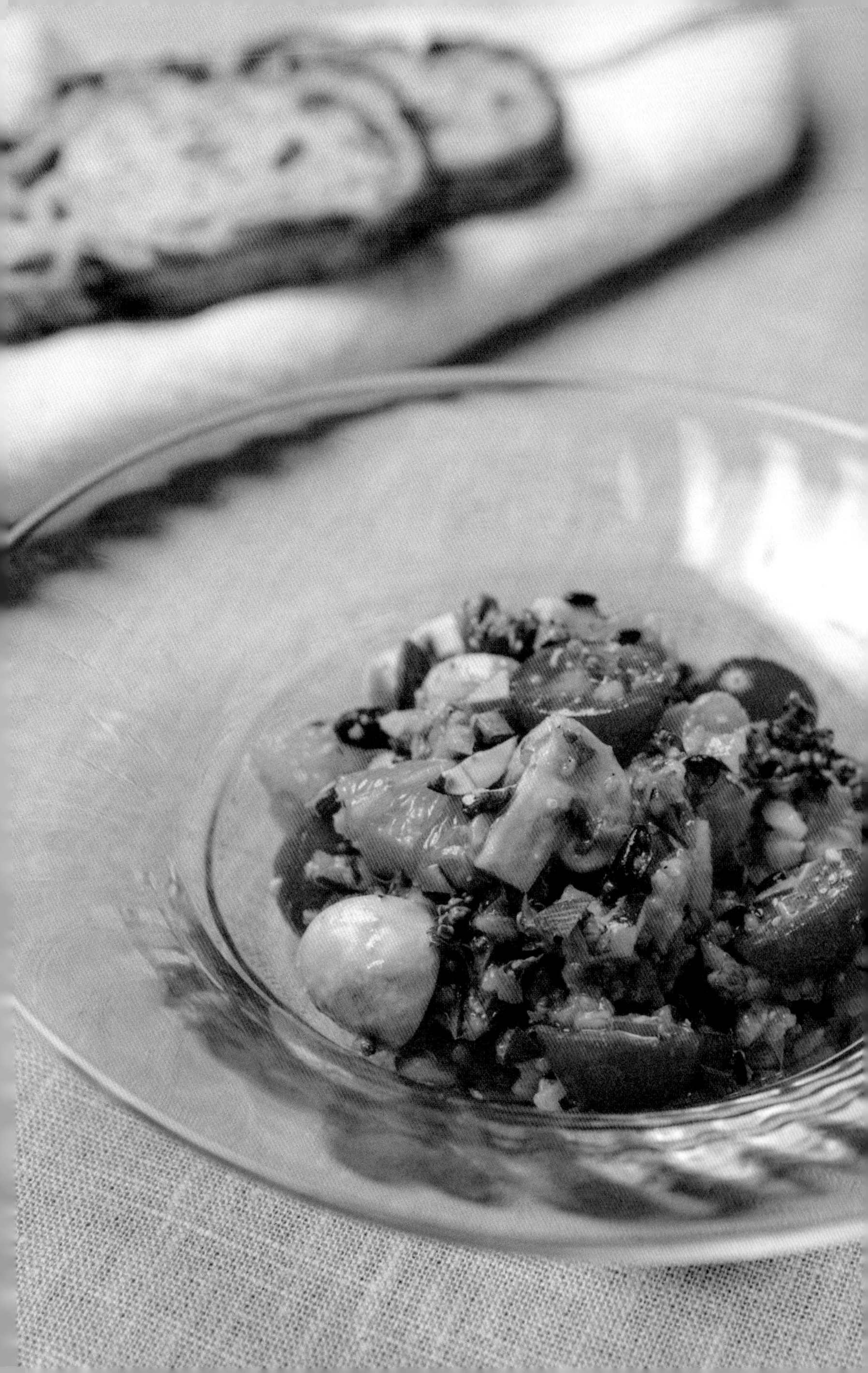

ミートソーススパゲッティ

410 kcal

材料（作りやすい分量／約4人分）

合いびき肉…100g
玉ねぎ（みじん切り）…1/4個
セロリ（みじん切り）…1/4本
にんにく（みじん切り）…1片
スパゲッティ…320g
サラダ油…大さじ1
A ぐっすりスープの素…3個
カットトマト缶…1/2缶（200g）
砂糖…大さじ1/2
水…1/4カップ
塩、こしょう…各少々
粉チーズ、パセリ…各適宜

作り方

① 〔ミートソースを作る〕フライパンにサラダ油を熱し、にんにく、玉ねぎ、セロリを炒める。全体がしんなりとしてきたらひき肉を入れて炒め、肉の色が変わってきたらAを加え、焦がさないようにときどき混ぜながら20分ほど弱火で煮込む。塩、こしょうで味を調える。

② 鍋にたっぷりの湯を沸かし、塩（水に対し1%、分量外）を入れ、スパゲッティを袋の表示に従ってゆでる。①のソースと混ぜ合わせて器に盛り、お好みで粉チーズやパセリをかける。

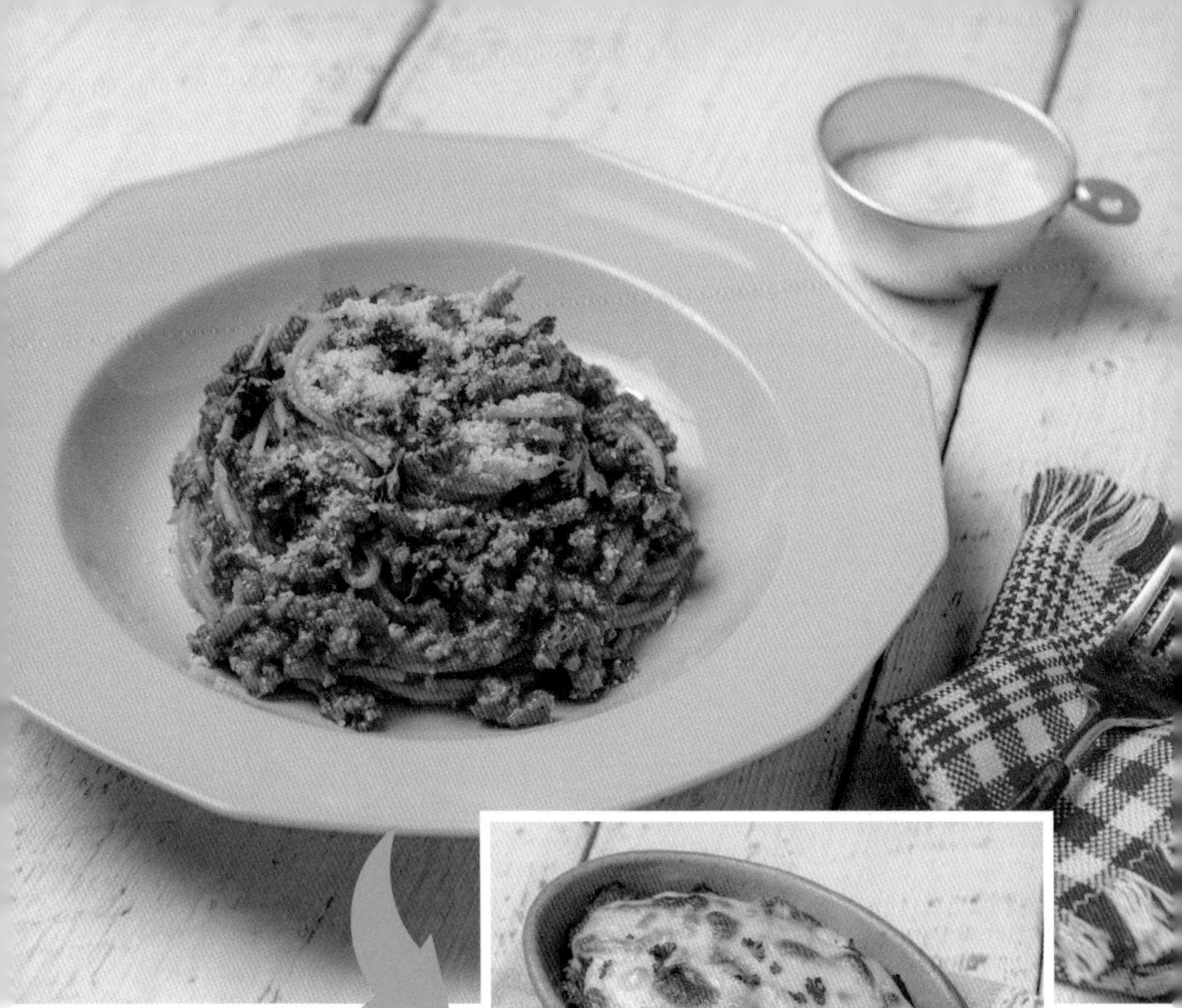

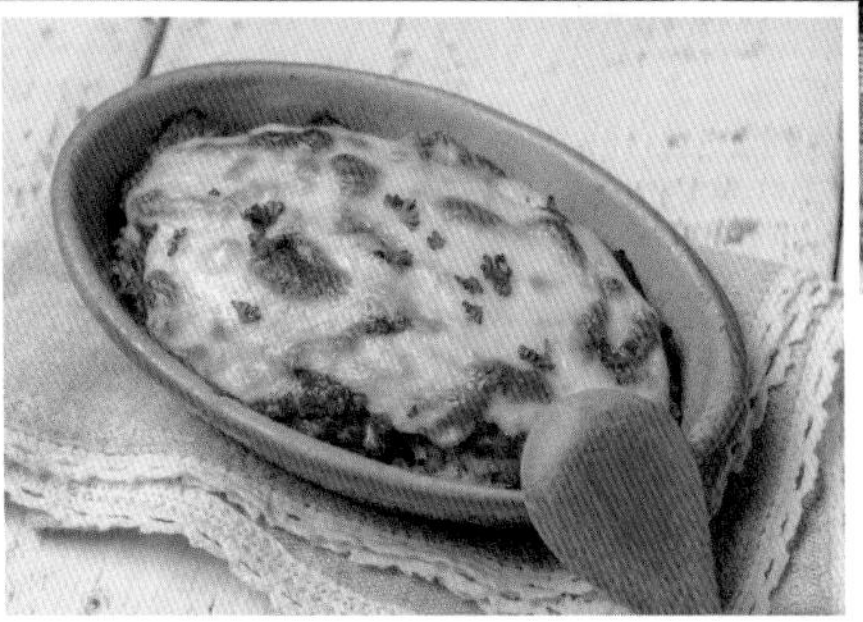

〔アレンジレシピ〕
ミートソースドリア
465 kcal

材料（2人分）

ミートソース（右ページ①のもの）…100g
ご飯…200g
おろしにんにく…少々
バター…10g
生クリーム…大さじ2
シュレッドチーズ…60g
パセリ…適宜

作り方

① ご飯におろしにんにくとバターを入れて混ぜ、耐熱皿に入れる。

② ①の上にミートソースを広げ、生クリームとシュレッドチーズを混ぜたものを上にのせて、オーブントースターで表面がこんがりとするまで焼く。お好みでパセリを散らす。

牛肉のブロッコリー巻き　282 kcal

材料（2人分）

ぐっすりスープの素…2個
牛薄切り肉（しゃぶしゃぶ用）
…150g
ブロッコリー…150g
サラダ油…小さじ1
A 砂糖…小さじ1
しょうゆ…少々
みりん、酒、水…各大さじ1
こしょう…適宜

作り方

① ブロッコリーは小房に切り分ける。牛肉を広げてブロッコリーを巻く。ぐっすりスープの素を電子レンジで解凍して（自然解凍でもOK）、Aと混ぜ合わせておく。

② フライパンに油を熱し、牛肉を巻き終わりを下にして入れ、焼き色がついたら返しながら全面の色が変わるまで焼く。

③ 合わせておいた調味液を入れて蓋をし、全体を絡ませながら水分がなくなるまで弱火で焼く。器に盛り、お好みでこしょうを振る。

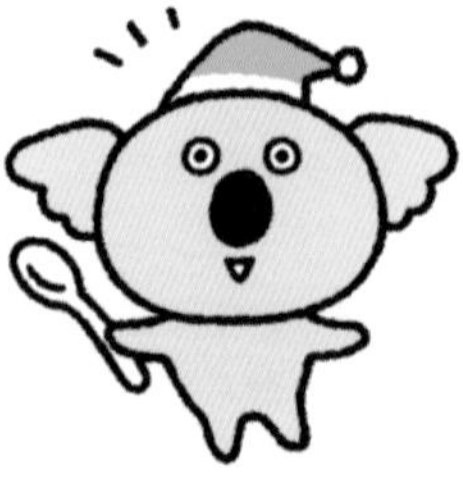

＼POINT／

ブロッコリーに多く含まれるビタミンCは、脳の炎症を抑えるのに効果的。睡眠中に疲れを修復することができます。

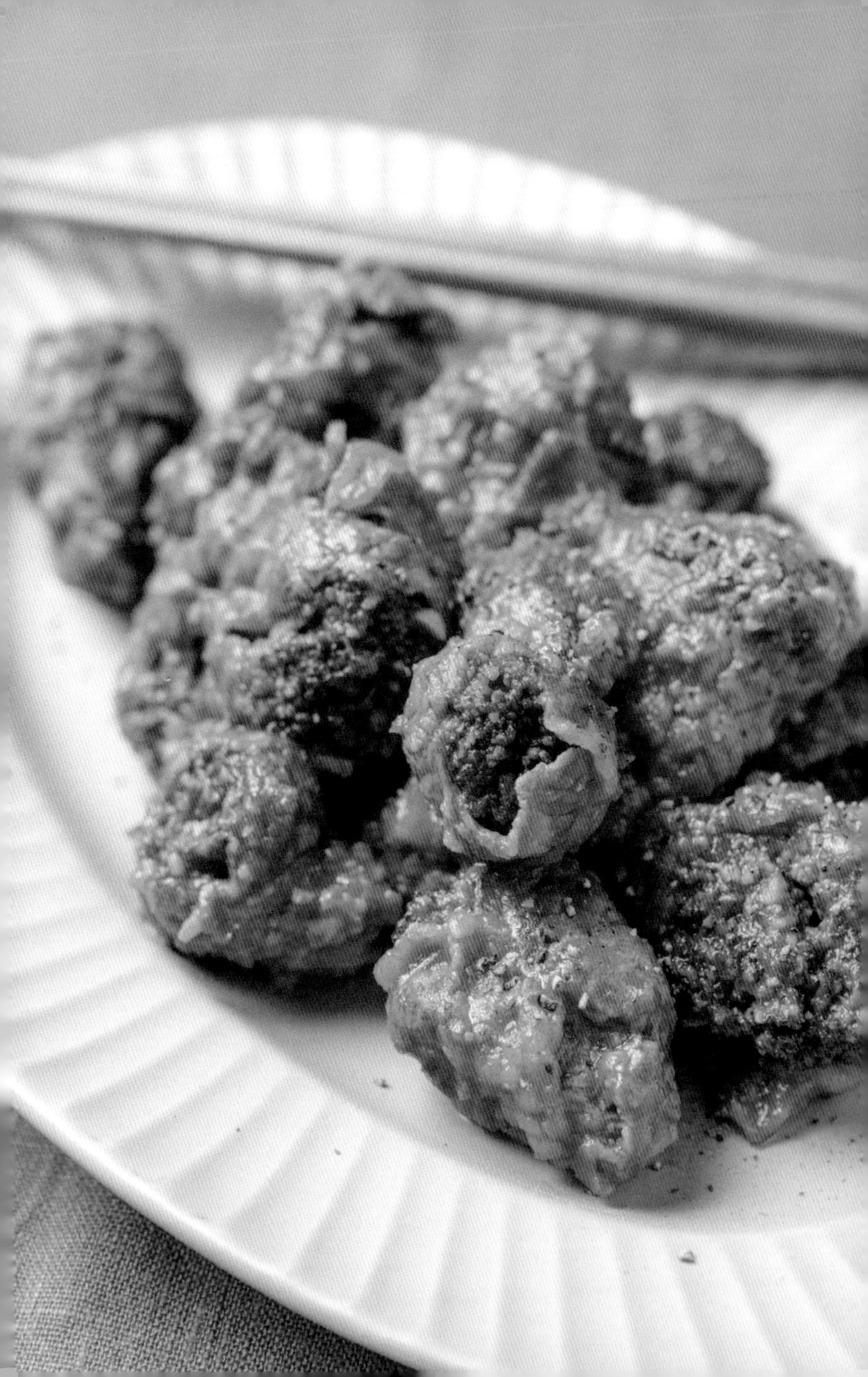

トマトとなすのグラタン 188 kcal

材料（2人分）

ぐっすりスープの素…2個
なす…2本
トマト…大1個
シュレッドチーズ…60g
塩…少々
こしょう…少々

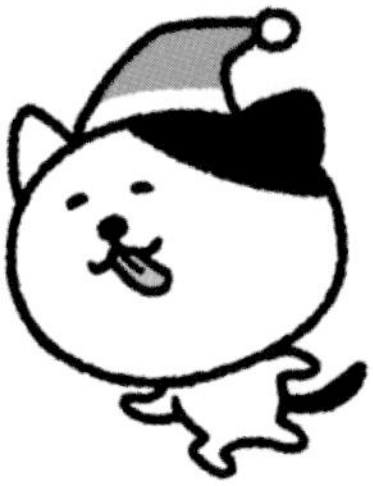

作り方

① なすは7㎜幅の斜め輪切りにし、全体に塩をさっとまぶして5分ほど置き、表面の水けをキッチンペーパーでさっとふき取る。

② トマトは5㎜幅の半月切りにする。ぐっすりスープの素は電子レンジで解凍しておく（自然解凍でもOK）。

③ 耐熱容器にトマトとなすを交互にして敷き詰め、スープの素を表面に塗り広げてチーズを全体に散らす。

④ 200℃のオーブンで20分ほど焼き、全体がやわらかくなって表面がこんがりとすればできあがり。仕上げにこしょうを振る。

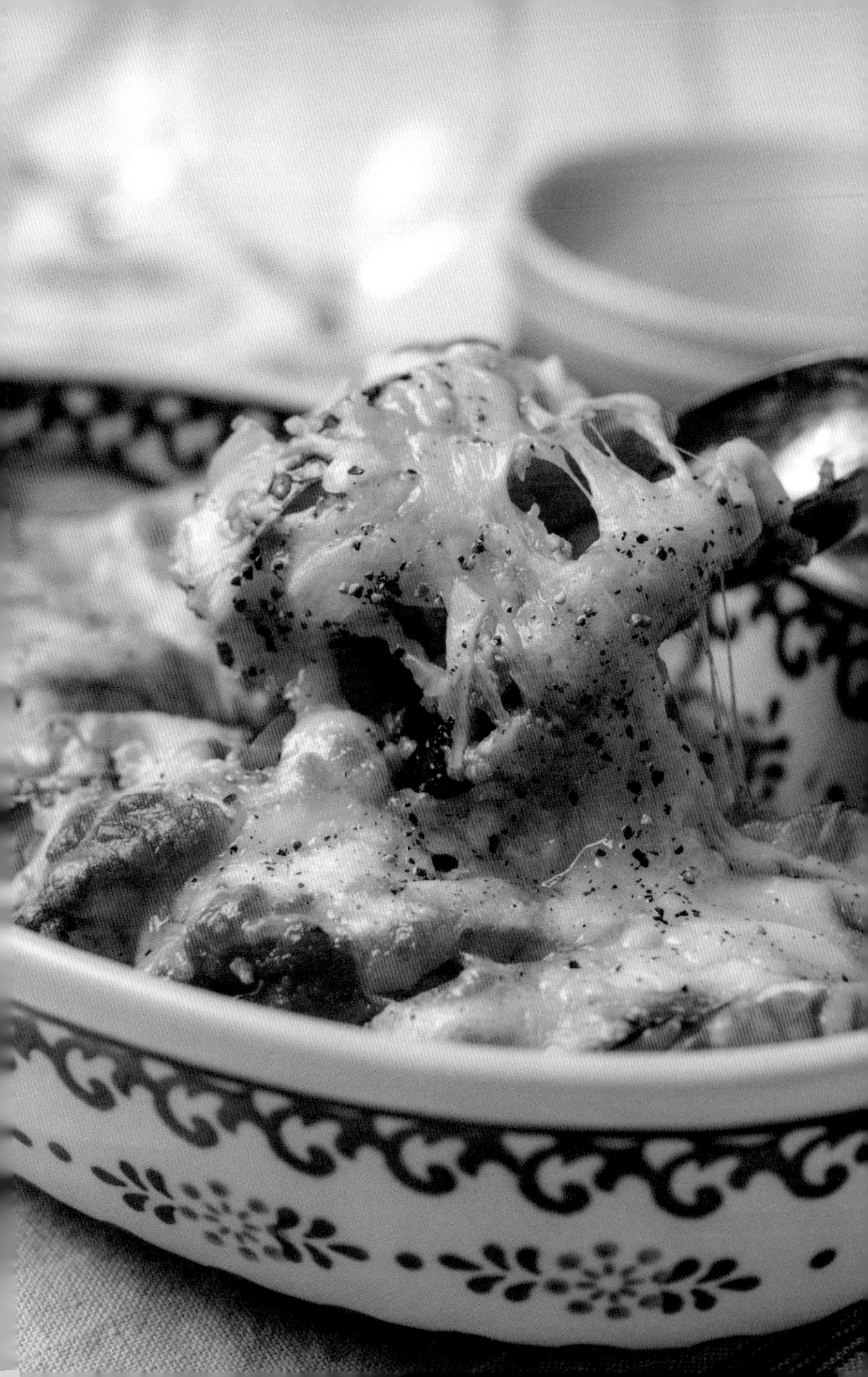

夕食時に体温を上げる食材を摂ると、
その後に深部体温が下がる過程で眠気が生じるので
寝つきがよくなります。リラックスして眠りにつきたい人は、
セロリやパセリの香り成分も効果的です。

牡蠣と白菜のクリームスープ

157 kcal

材料（2人分）

ぐっすりスープの素…2個
牡蠣（冷凍）…200g
白菜…150g
水…1/2カップ
牛乳…1/2カップ
片栗粉…小さじ1
こしょう…少々

作り方

① 白菜はざく切りにする。

② 鍋に白菜と牡蠣（冷凍のままでOK）、水、ぐっすりスープの素を入れて蓋をしてひと煮立ちさせ、白菜と牡蠣に火を通す。

③ 牛乳と片栗粉を混ぜ合わせて②に入れ、混ぜながら全体にとろみがつくまで弱火で加熱する。器に盛り、こしょうを振る。

POINT

低カロリー・高タンパクの牡蠣は、栄養の宝庫。貧血予防や疲労回復に欠かせない鉄分も多く含みます。牛乳を加えることで、トリプトファンもたっぷり摂取！

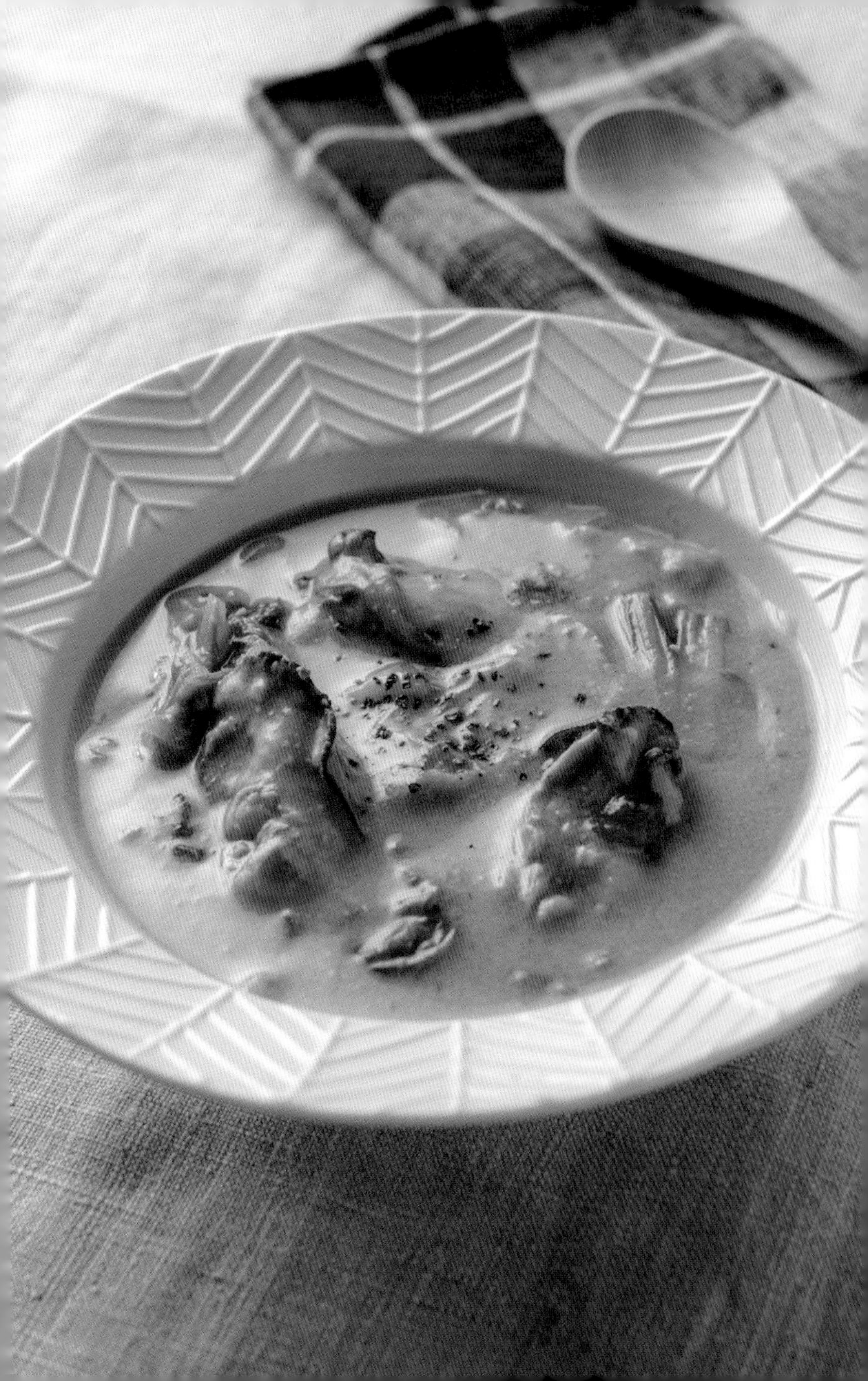

クラムチャウダー | 226 kcal

材料（2人分）

ぐっすりスープの素…1個
さつまいも…100g
にんじん…1/3本
玉ねぎ…1/2個
牛乳…3/4カップ
バター…10g

A | あさり缶…1/2缶（60g/汁含む）
水…3/4カップ
白ワイン…大さじ1

塩…小さじ1/4弱
こしょう…少々

作り方

① さつまいもは皮付きのまま1㎝幅の半月切りにし、水でさっと洗う。にんじんは皮をむいて1㎝幅の半月切りに、玉ねぎは一口大に切る。

② 鍋に①とAを入れてひと煮立ちさせ、蓋をして弱めの中火で野菜に火が通るまで煮込む。

③ 火が通ったらぐっすりスープの素を加えて溶かし、牛乳とバター、塩を加えて味を調える。器に盛り、こしょうを振る。

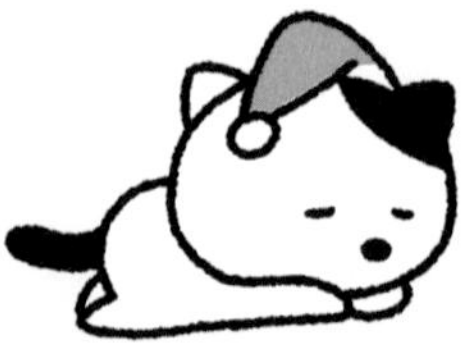

＼POINT／

疲労回復に効果大のあさり、食物繊維が豊富なさつまいも、牛乳のトリプトファンなど、睡眠によい栄養素がたっぷり！

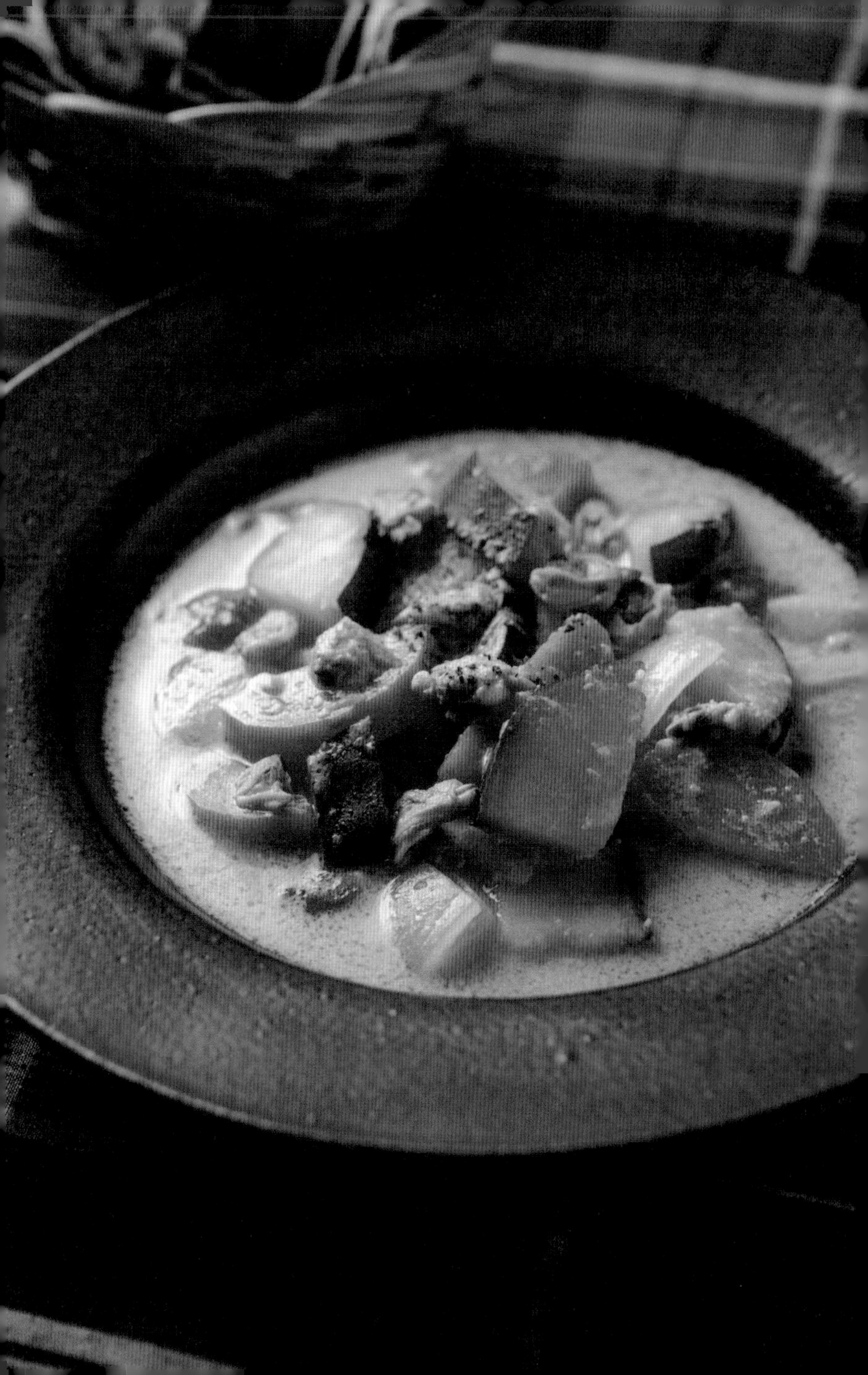

魚介と厚揚げとセロリのココナツカレースープ

268 kcal

材料（2人分）

ぐっすりスープの素…1個
シーフードミックス（冷凍）…200g
厚揚げ…100g
セロリ（葉も入れてOK）…80g
パクチー…10g
サラダ油…小さじ1
水…1/2カップ
カレー粉…小さじ1
ココナツミルク…100g
ナンプラー…小さじ1

作り方

① 厚揚げは一口大に切る。セロリは筋を除いて1cm幅の斜め切りにする。

② 鍋に油を熱し、厚揚げを焼き色がつくまで焼き、セロリ、シーフードミックス（冷凍のままでOK）、水、カレー粉、ぐっすりスープの素を入れてひと煮立ちさせ、シーフードミックスに火が通るまで弱火で加熱する。

③ ココナツミルクとナンプラーを加えて味を調え、ざく切りにしたパクチーを添える。

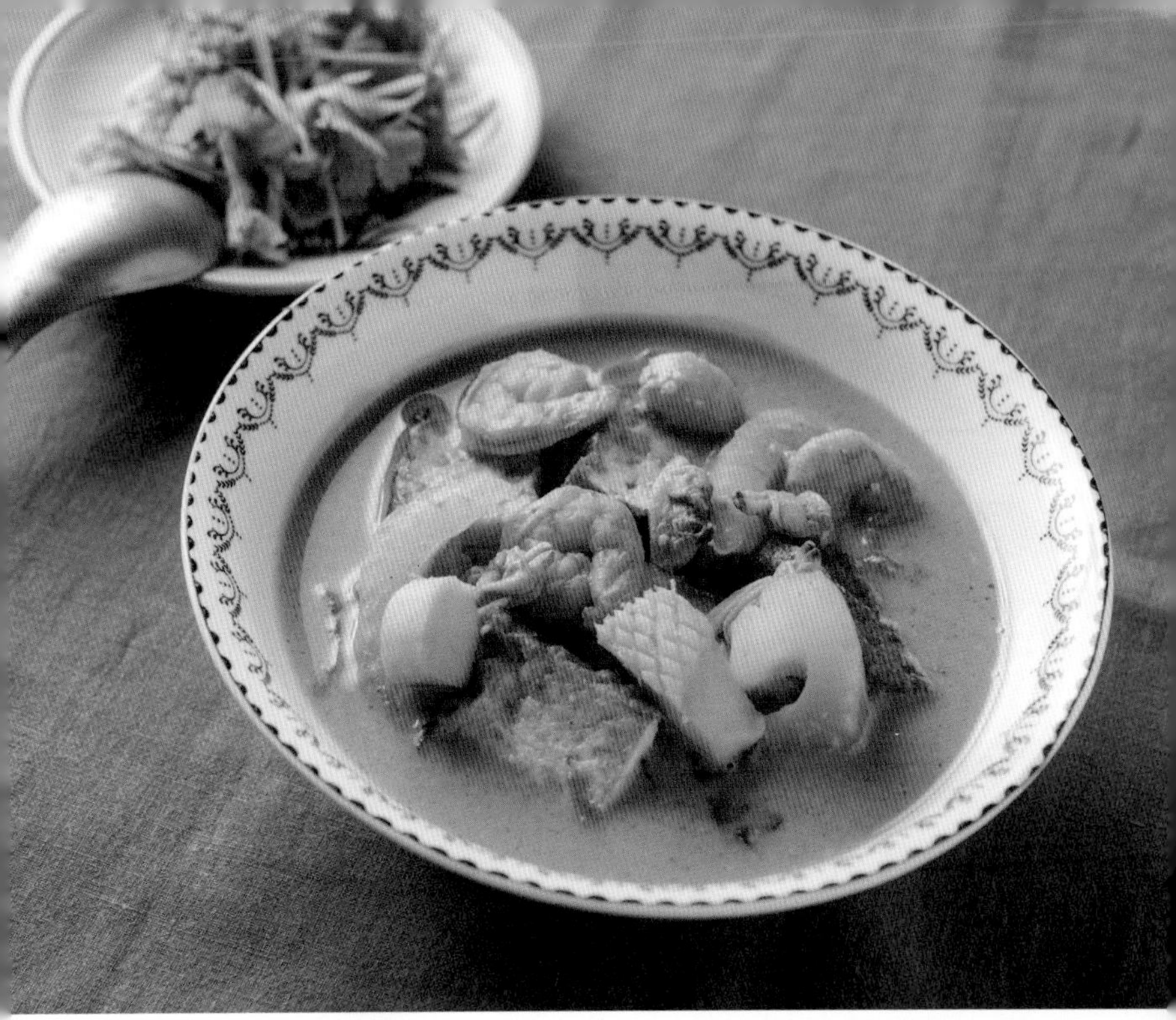

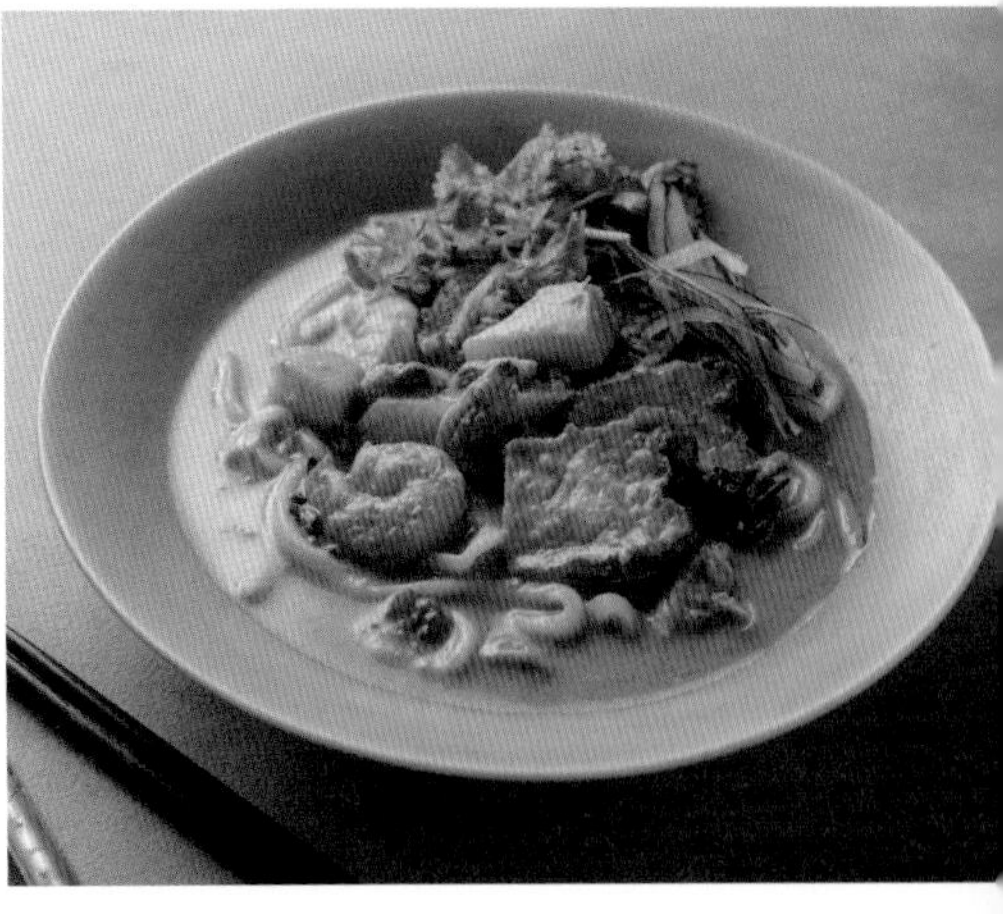

うどんをプラスして、アレンジ!

スープにゆでたうどん（稲庭風がおすすめ）を入れて絡ませて食べてもおいしいです。スープの濃さを調整したいときは、ナンプラーを加えて。

ミネストローネ 183 kcal

材料（2人分）

ぐっすりスープの素…2個
ベーコン…1枚
じゃがいも…1/2個
玉ねぎ…1/2個
セロリ…30g
オリーブオイル…大さじ1/2

A | ミックスビーンズ…50g
カットトマト缶
…1/4缶（100g）
水…1カップ

塩、こしょう…各少々

作り方

① じゃがいもと玉ねぎは1.5㎝角に、セロリは筋を除いて1.5㎝角に、ベーコンは1㎝幅に切る。

② 鍋にオリーブオイルと①を入れて炒め、全体に油が回ったらAを加えて蓋をし､弱火で野菜に火を通す。

③ ぐっすりスープの素を加えて溶かし、塩、こしょうで味を調える。

＼POINT／

セロリに含まれる香り成分・アピインは、精神安定効果をもたらし、穏やかな睡眠を促してくれます。クラッカーを砕いて加えたら手軽な夜食にも。

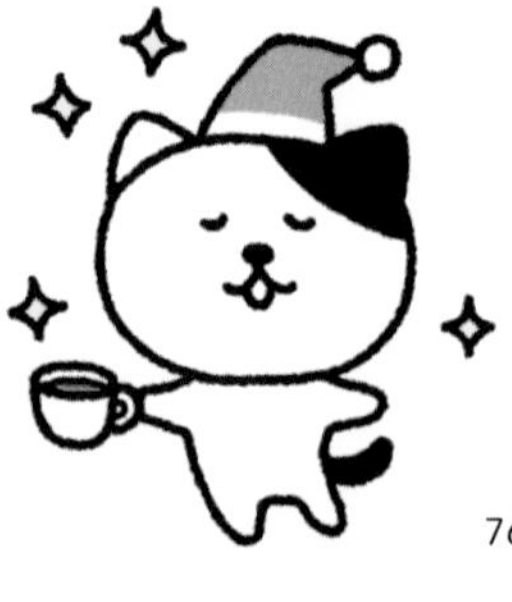

郵便はがき

切手を
お貼りください

105-0003

（受取人）

東京都港区西新橋2-23-1
3東洋海事ビル
（株）アスコム

朝までぐっすり眠れる
深睡眠スープ

読者　係

本書をお買いあげ頂き、誠にありがとうございました。お手数ですが、今後の出版の参考のため各項目にご記入のうえ、弊社までご返送ください。

お名前	男・女	才
ご住所　〒		
Tel	E-mail	
この本の満足度は何％ですか？		％
今後、著者や新刊に関する情報、新企画へのアンケート、セミナーのご案内などを郵送またはｅメールにて送付させていただいてもよろしいでしょうか？　□はい　□いいえ		

返送いただいた方の中から**抽選で3名**の方に
図書カード3000円分をプレゼントさせていただきます。

当選の発表はプレゼント商品の発送をもって代えさせていただきます。
※ご記入いただいた個人情報はプレゼントの発送以外に利用することはありません。
※本書へのご意見・ご感想およびその要旨に関しては、本書の広告などに文面を掲載させていただく場合がございます。

●本書へのご意見・ご感想をお聞かせください。

ご協力ありがとうございました。

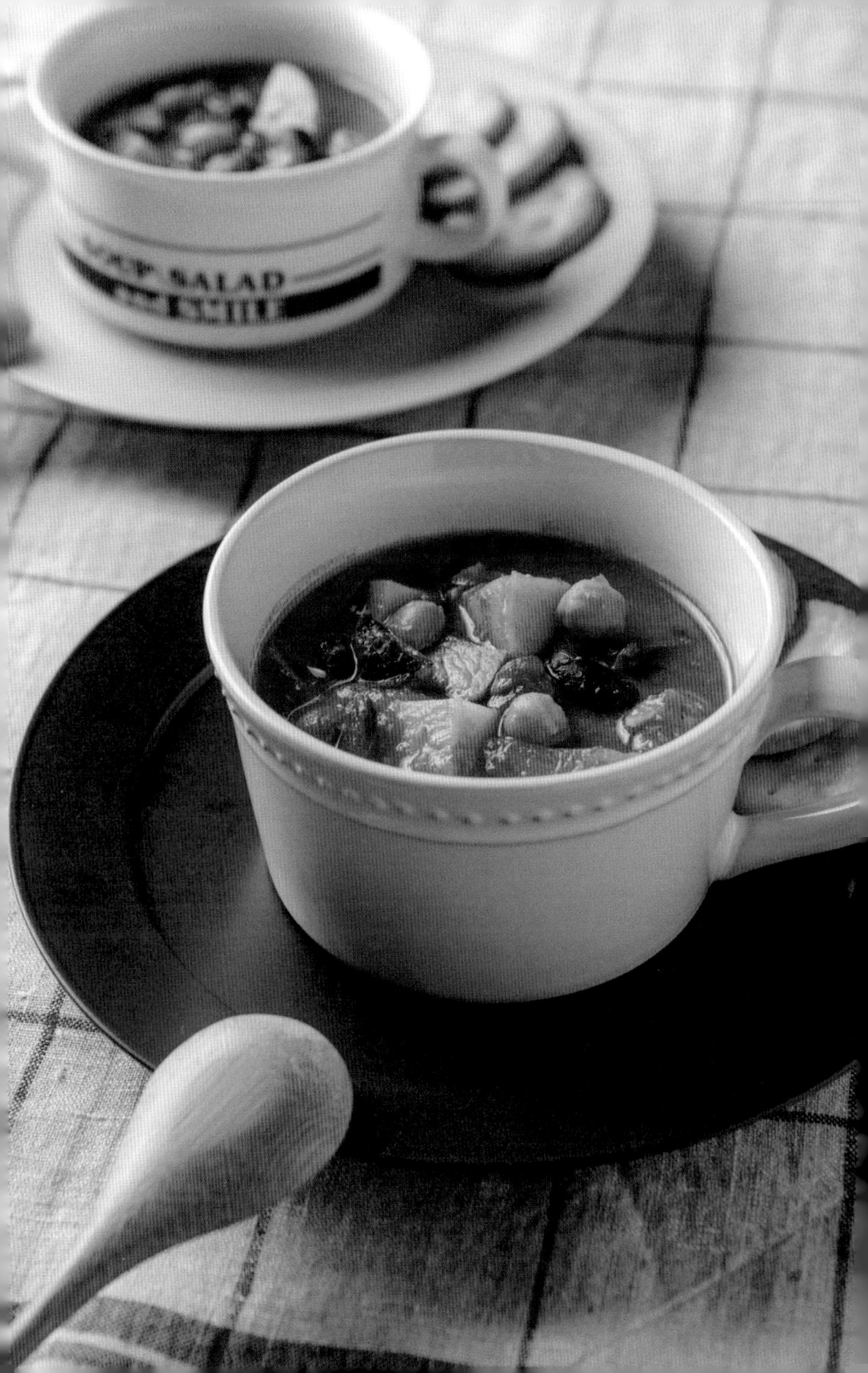
SALAD

鮭と根菜の酒粕汁 | 288 kcal

材料（2人分）

ぐっすりスープの素…2個
鮭…2切れ
ごぼう…50g
にんじん…1/4本
ねぎ…30g
しいたけ…2枚
酒粕…大さじ1と1/2
水…1と1/2カップ

作り方

① ごぼうは泥を落とし（アルミホイルで軽くこする程度でOK)、3㎜幅の斜め切りにして水でさっと洗う。にんじんは5㎜幅の輪切り、ねぎは斜め薄切り、しいたけはいちょう切り、鮭は一口大に切る。

② 鍋に鮭以外の①と水を入れてひと煮立ちさせ、鮭を加える。酒粕をちぎりながら入れて蓋をし、野菜に火が通るまで弱火で煮る。

③ ぐっすりスープの素を加え、混ぜ合わせる。

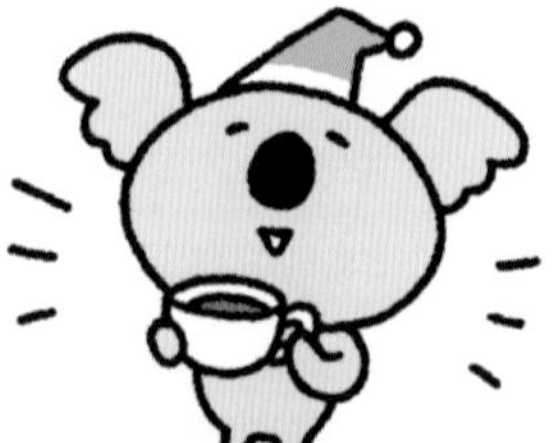

POINT

酒粕にはGABAも多く含まれていて、睡眠に最強の食材！ 食べごたえがあり、体も温まります。

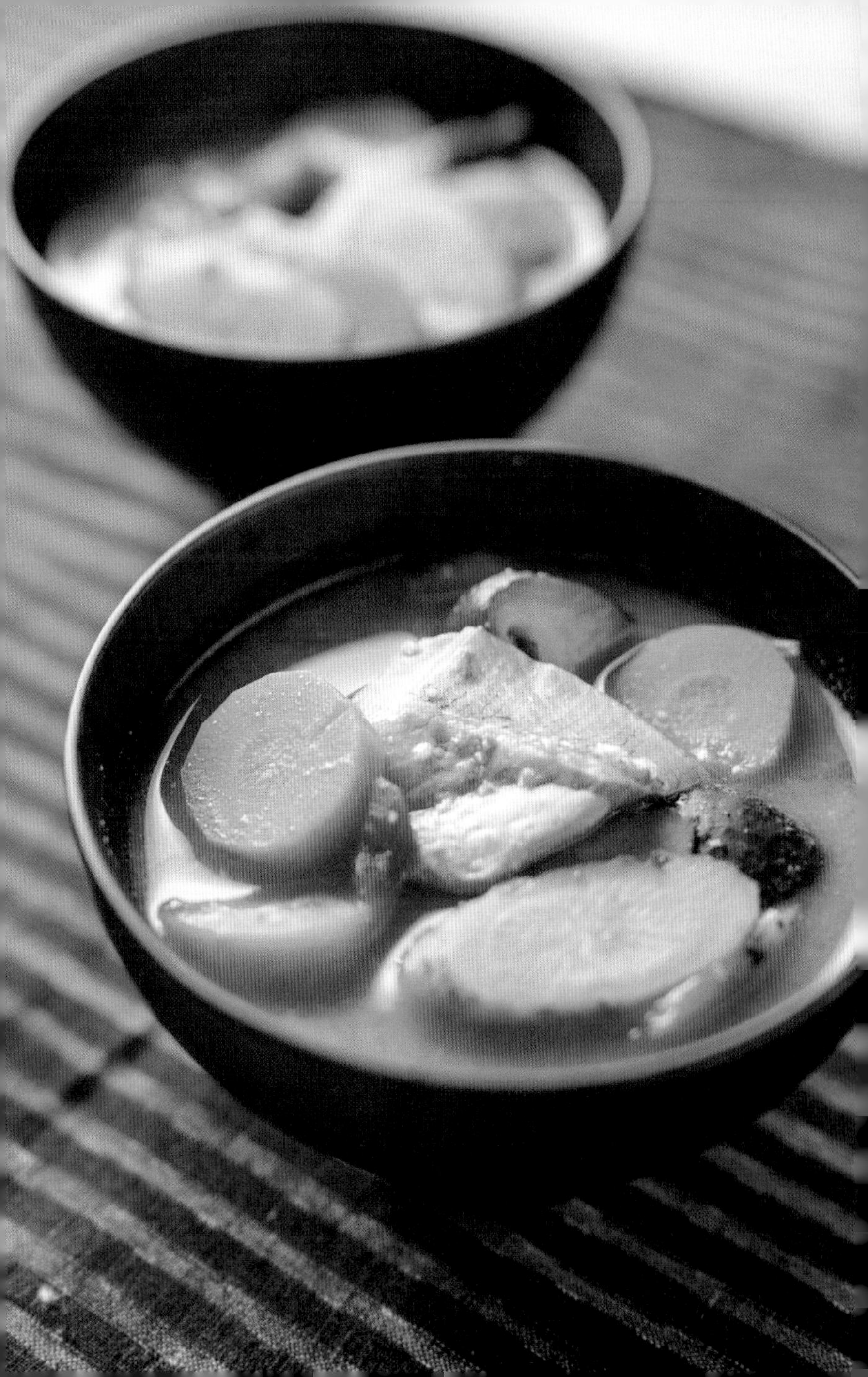

みそボナーラ | 610 kcal

材料（2人分）

ぐっすりスープの素…1個
ベーコン…2枚
スパゲッティ…160g
サラダ油…小さじ1

A
卵…2個
粉チーズ…大さじ4
生クリーム…大さじ4

ブラックペッパー…小さじ1/2

作り方

① ベーコンは1cm幅に切る。

② フライパンに油とベーコンを入れて熱し、ベーコンに焼き色がつくまで炒める。火を止めてフライパンの熱を少し冷まし、電子レンジで解凍した（自然解凍でもOK）ぐっすりスープの素とAを加えてよく混ぜ合わせ、ソースを作る（火は止めた状態で）。

③ 鍋にたっぷりの湯を沸かし、塩（水に対し1%、分量外）を入れ、スパゲッティを袋の表示に従ってゆでる。ゆで上がったら熱いうちに②に入れ、よく混ぜ合わせる。

④ 全体が少しトロッとしてきたら器に盛り、粉チーズ（分量外）を散らす。仕上げにブラックペッパーを振る。

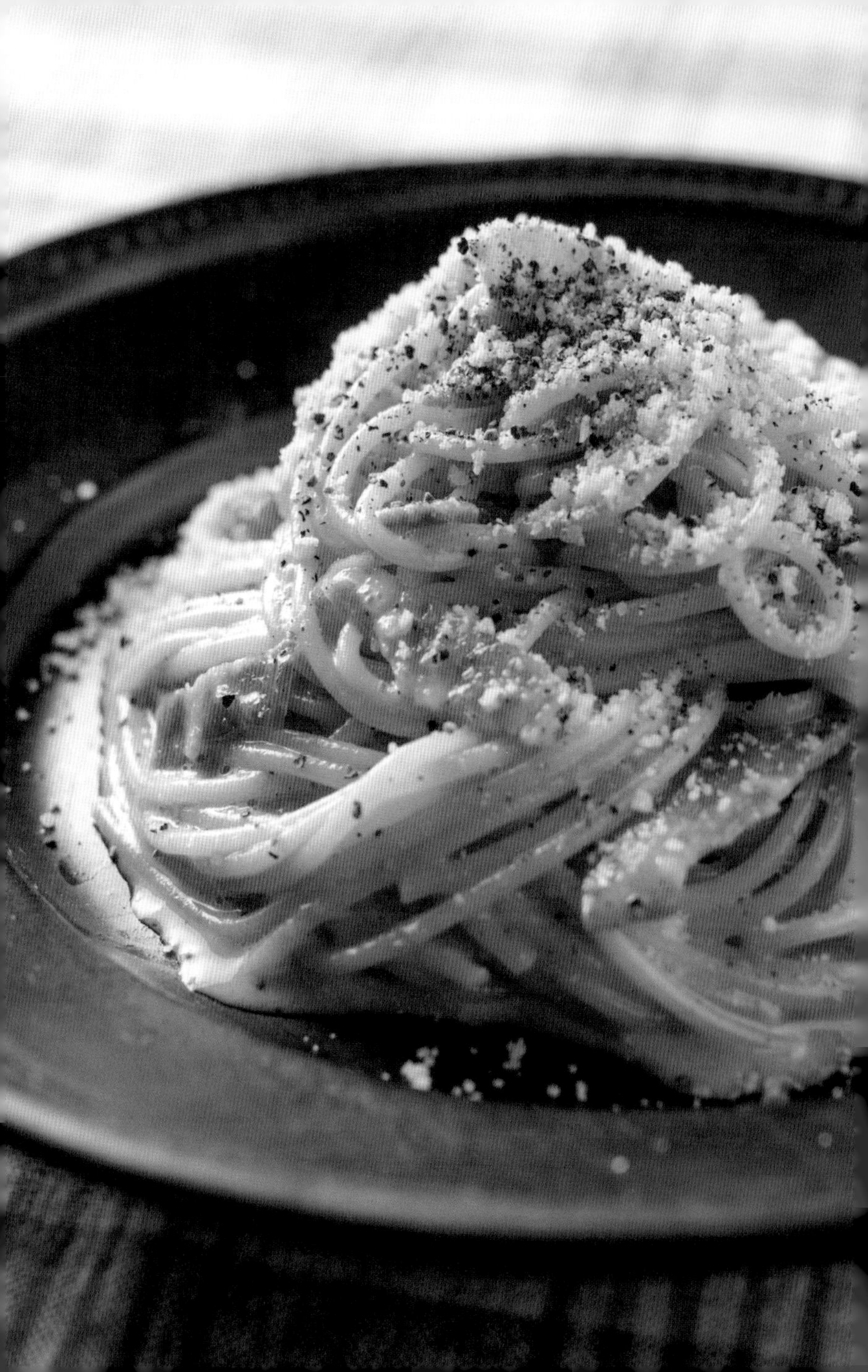

たらこクリーム混ぜうどん

427 kcal

材料（2人分）

ぐっすりスープの素…2個
小ねぎ…1本
たらこ（バラでOK）
…大1腹（100g）
牛乳…3/4カップ
白だし…大さじ2
冷凍うどん（太め）
…2食分（400g）
温泉卵…2個
こしょう…少々

作り方

① 小ねぎは小口切りにする。スープの素は電子レンジで解凍する（自然解凍でもOK）。

② 鍋にスープの素と皮に切り込みを入れたたらこ、牛乳、白だしを入れて、たらこを皮からほぐすようにして温める。冷凍うどんを袋の表示通りに解凍して絡ませ、器に盛り、小ねぎと温泉卵をのせてこしょうを振る。

POINT

たらこにはトリプトファンが多く含まれているので、ぐっすりスープアレンジの強い味方。また、抗酸化作用の強いビタミンEも多く含むので、アンチエイジングにも。

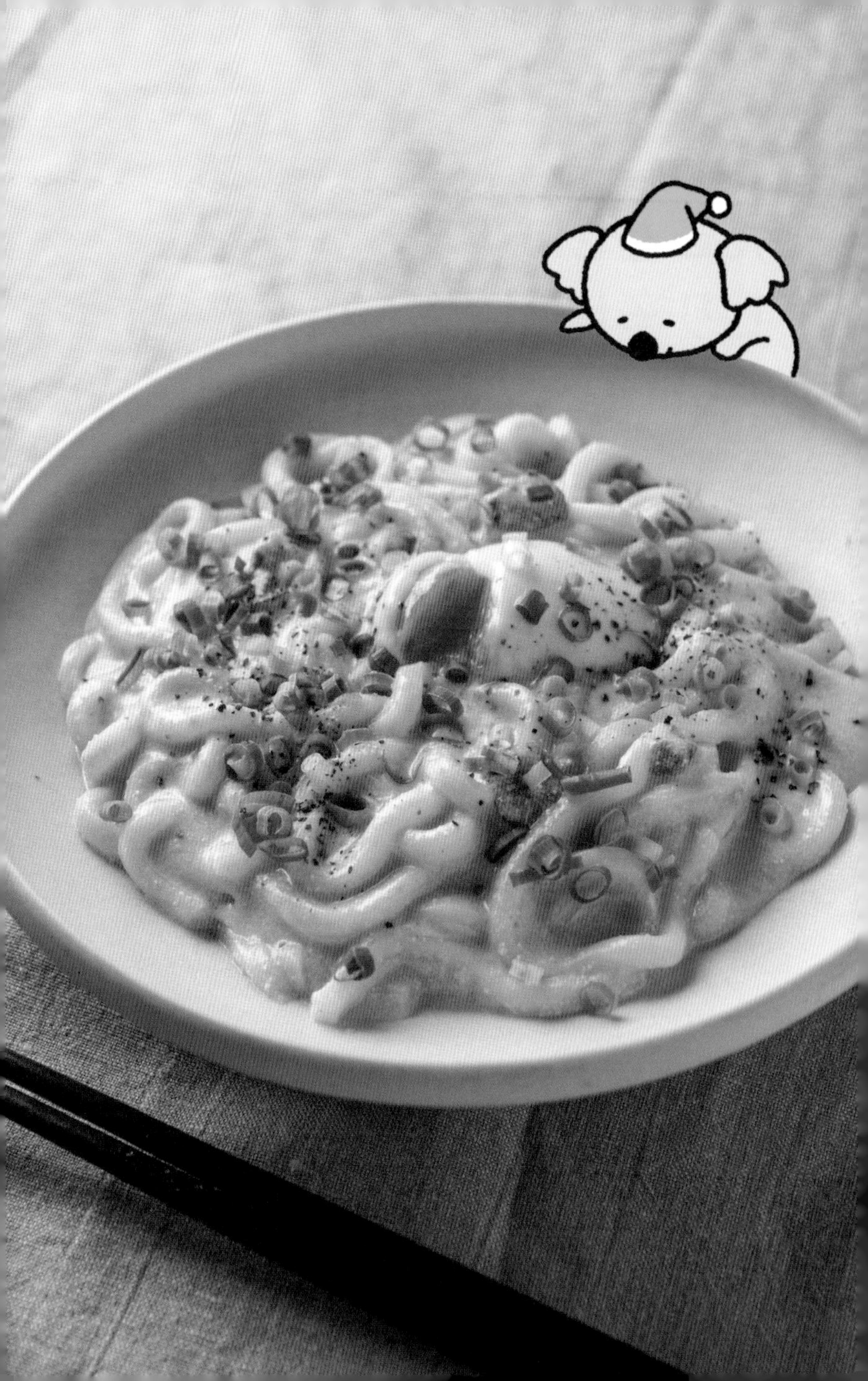

たことセロリの
ピリ辛トマト煮込み

220
kcal

材料（2人分）

ぐっすりスープの素…2個
たこ…200g
玉ねぎ…1/2個
セロリ…100g
カットトマト缶
…1/2缶（200g）
パセリ…1枝
にんにく（みじん切り）…2片
唐辛子（小口切り）…適量
オリーブオイル…小さじ2
水…1/2カップ
塩…小さじ1/4

作り方

① たこと玉ねぎは一口大に切る。セロリは筋を除いて1㎝幅の斜め切りにする。

② 鍋にオリーブオイルとにんにく、唐辛子を入れて熱し、香りが出てきたら玉ねぎ、セロリを加えて炒める。全体に油が回ってきたら、たこ、トマト、水を入れて蓋をして、ときどき混ぜながら弱めの中火で20分ほど煮込む。

③ 電子レンジで解凍した（自然解凍でもOK）ぐっすりスープの素を入れてさっと煮込み、塩を加えて味を調える。パセリをちぎって入れ、さっと混ぜ合わせる。

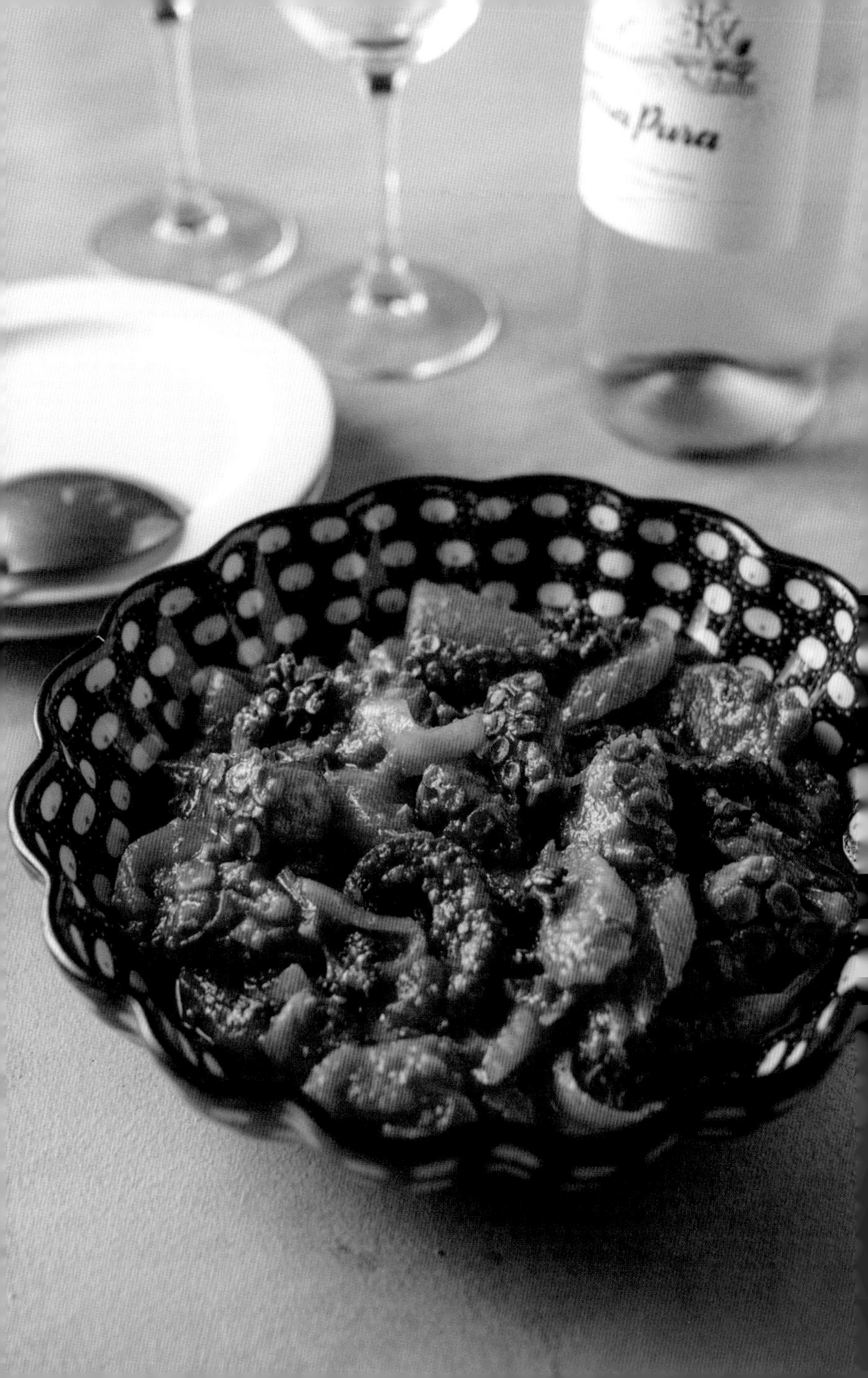

豚キムチ炒め丼 | 611 kcal

材料（2人分）

ぐっすりスープの素…1個
豚こま切れ肉…150g
にら…5本
ごま油…小さじ2
キムチ…80g
雑穀ご飯…340g
卵黄…2個
白いりごま…少々

作り方

① にらは3㎝幅に切る。ぐっすりスープの素は電子レンジで解凍する（自然解凍でもOK）。

② フライパンにごま油を熱して豚肉を入れて炒め、火が通ったらキムチとスープの素を加えて炒め合わせ、火を止める。にらを入れてさっと混ぜたら、器に盛った雑穀ご飯の上にかけ、卵黄をのせ、白いりごまを振る。

POINT

ビタミンCや抗酸化物質を豊富に含む、栄養満点のキムチ。キムチに含まれる唐辛子成分は脂肪燃焼をサポートし、深部体温の上げ→下げで寝つきもよくなります。

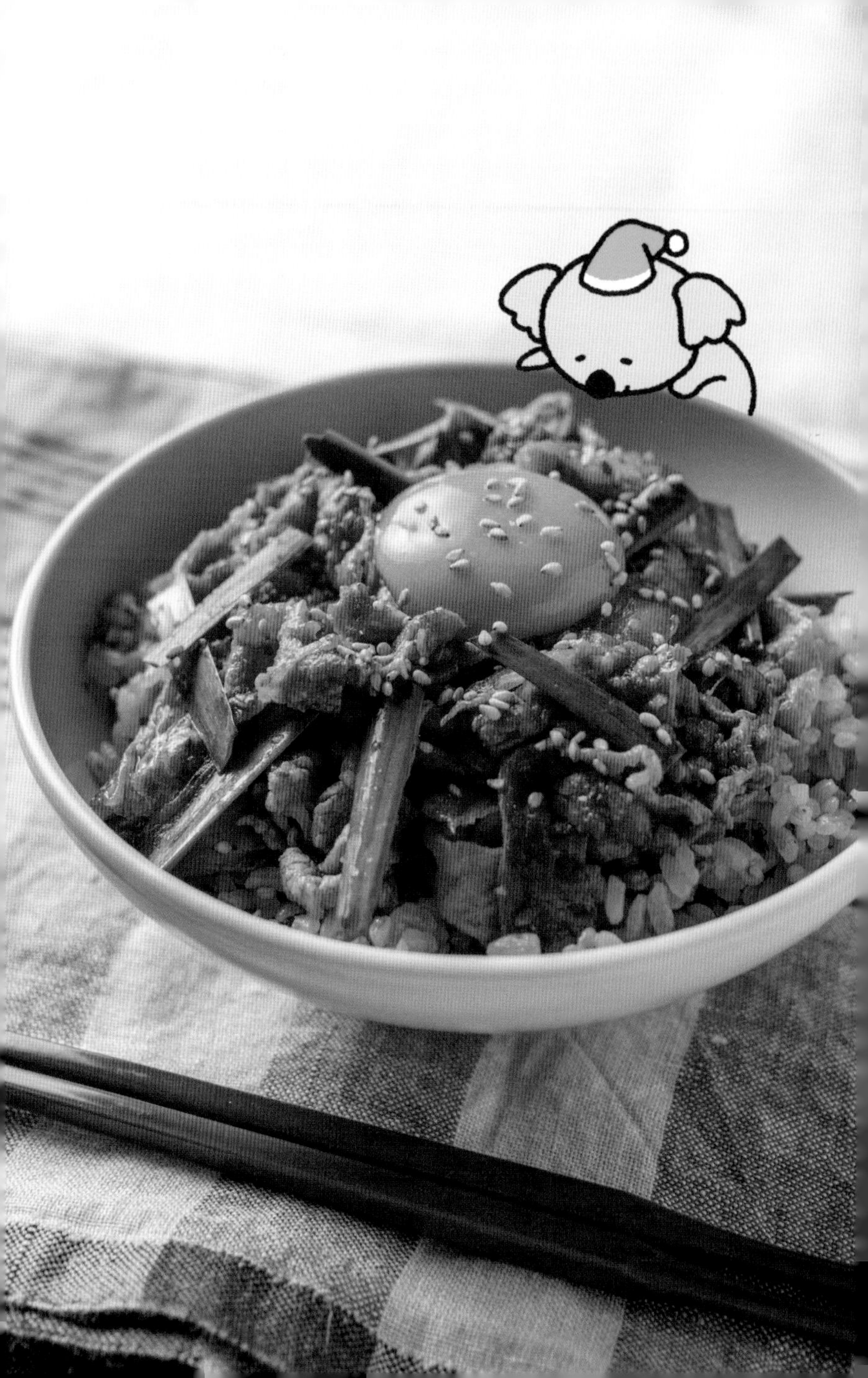

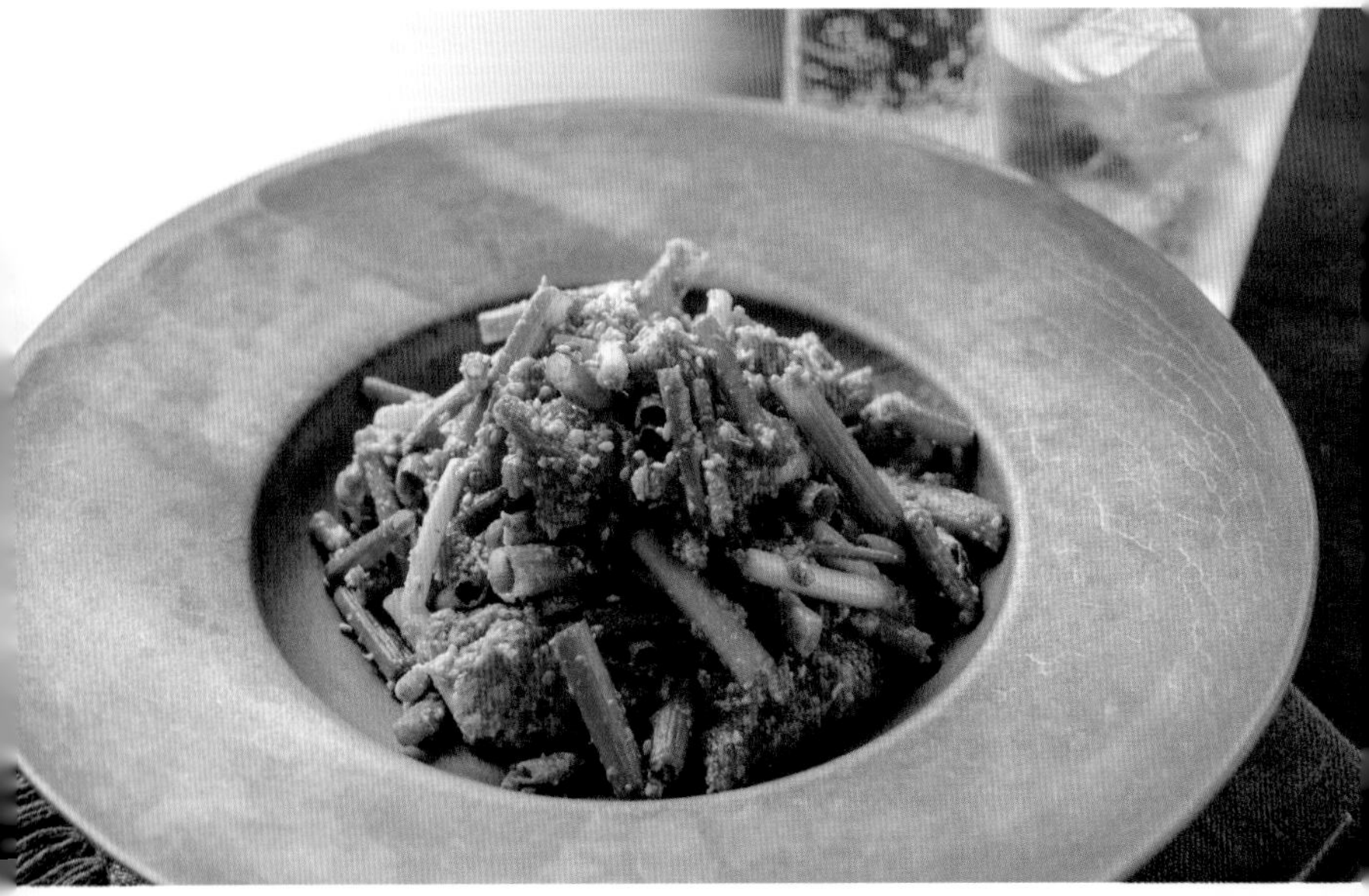

マグロとねぎのぬた | 211 kcal

材料（2人分）

ぐっすりスープの素…２個
マグロ（刺身用）…100g
小ねぎ…50g
A | 砂糖…小さじ２
白すりごま…大さじ２
ごま油、酢…各小さじ１

作り方

① マグロは、切れていなければ1㎝幅に、小ねぎは3㎝幅に切る。

② 電子レンジで解凍した（自然解凍でもOK）ぐっすりスープの素とAをボウルに入れ、混ぜ合わせる。

③ ②にマグロを入れて和え、小ねぎを加えてさっと混ぜる。

第3章

「ぐっすり眠れている」ってどういうこと？

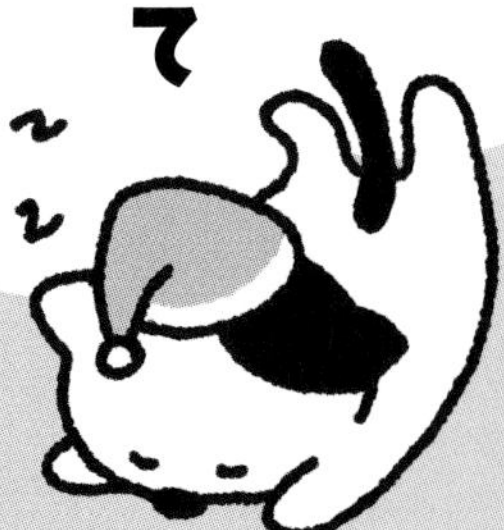

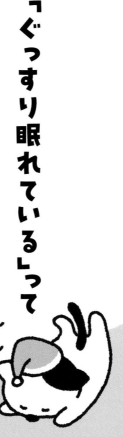

日本人はこんなに眠れていない

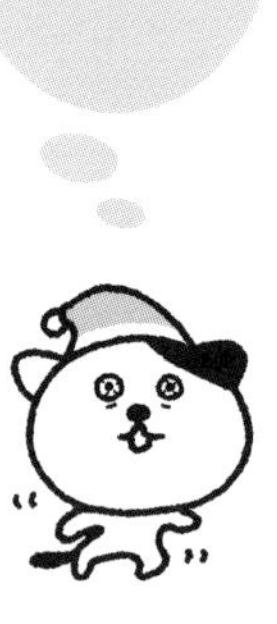

第1章でも触れましたが、**私たち日本人は世界でいちばん眠れていない**という事実をご存じでしたでしょうか？

２０２１年にＯＥＣＤ（経済協力開発機構）が調査したところによると、加盟国中、平均睡眠時間がもっとも少ないのは日本という結果でした。

左の表を見ると、日本の睡眠時間は世界各国の睡眠時間を大きく下回っています。

さらに詳しく調べると、日本国内で睡眠時間が6時間未満の人は、男性37・5％、女性40・6％と、男女ともに約4割にものぼるようです（厚生労働省『令和元年 国民健康・栄養調査結果の概要』による）。

しかし、日本人の睡眠時間はもとから短かったわけではありません。１９６０年の日本人の平均睡眠時間は8・22時間だったので、約50年間で1時間も短くなってしまったということになります。

世界33ヵ国の平均睡眠時間ランキング

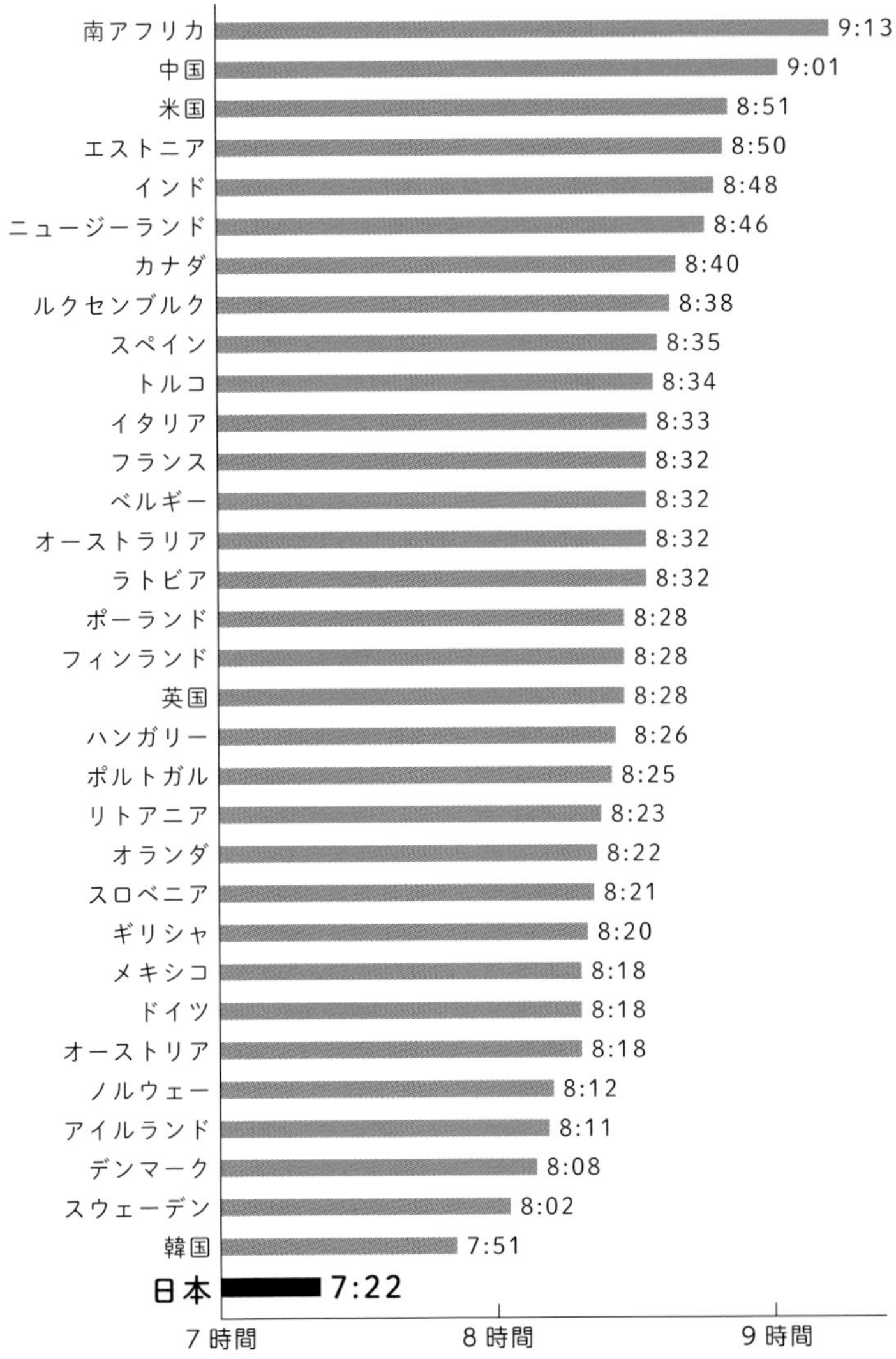

出典：OECD Gender Data Portal 2021

深刻なデータですが、じつは現代の日本人には**「眠れていない」ということを正しく自覚していない・または軽視してしまっている人も、意外に多い**のです。

たとえば、「私はショートスリーパーなんです」と言う人はよくいらっしゃいます。ショートスリーパーとは、体質的に睡眠時間が短くとも健康を維持できる人のことです。具体的には、4時間以下ほどの睡眠でも日中に眠気を感じることがなく、長期的にも心身に異常が見られない状態をいいます。

こういう人が存在することは事実なのですが、割合はとても稀《まれ》です。「偉人や著名人はショートスリーパー」というのもあくまでイメージであり、マイクロソフト創業者のビル・ゲイツや、アップルCEOのティム・クックは、いずれも7時間睡眠を習慣にしているといいます。世界的なビジネスリーダーにも、特異体質の人はめったにいないわけですね。

ところが、株式会社ブレインスリープの「睡眠偏差値®」調査によると、「自分はショートスリーパーだ」と回答した人は約23%にのぼりました。対して日本の統計では、普段の睡眠時間が4時間未満の人は全体の約1%とされます。

つまり、**ショートスリーパーだと思っている人のほとんどは、思い込みで無理を続けてしまっている可能性が高い**ということなのです。

また、ショートスリーパーとは別に「私は短時間睡眠に慣れているんです」と言う人もいらっしゃいます。

たしかに、仕事や家事などの都合で、短時間睡眠が習慣になっている人は多いものです。しかし、日中なんらかの不調を感じているのであれば、それはやはり睡眠が足りていないということになります。

集中力が続かない、体がだるい、忘れっぽいといった睡眠不足のサインを、「いつものこと」とスルーしてはいないでしょうか？

体が睡眠不足に慣れるということはありませんし、眠らなくても平気という人も決していません。

だからこそ、睡眠不足に対してもっと真剣に向き合っていただきたいのです。

真の問題は眠りの「質」が悪いこと

ところで、睡眠時間はそれなりに確保しているつもりなのに、日中、次のような状態になってしまうという人はいませんか？

・ランチのあとは必ず眠くなる
・電車で座ると居眠りをしてしまう
・コーヒーやエナジードリンク、ガムなどがないとシャキッとしない
・車の運転中、信号待ちで眠気に襲われる

これらは、睡眠時間ではなく**睡眠の「質」が足りていない**のが原因です。

充分な睡眠には、時間のほかに質も大切な要素となります。

睡眠の質を決めるのは「深さ」です。

人は眠っている間、「レム睡眠」という浅い眠りと、「ノンレム睡眠」という深い眠りを周期的に繰り返しています。ノンレム睡眠のなかでも、もっとも深いものを「深睡眠（徐波睡眠《じょはすいみん》とも）」といいますが、この深睡眠をしっかりとれるかどうかで、睡眠の質が決まるのです。

基準としては、深睡眠がひと晩で2回以上あり（通常は最初の4時間以内に発生します）、かつ長めの時間がとれていれば、睡眠の質はよいといえます。

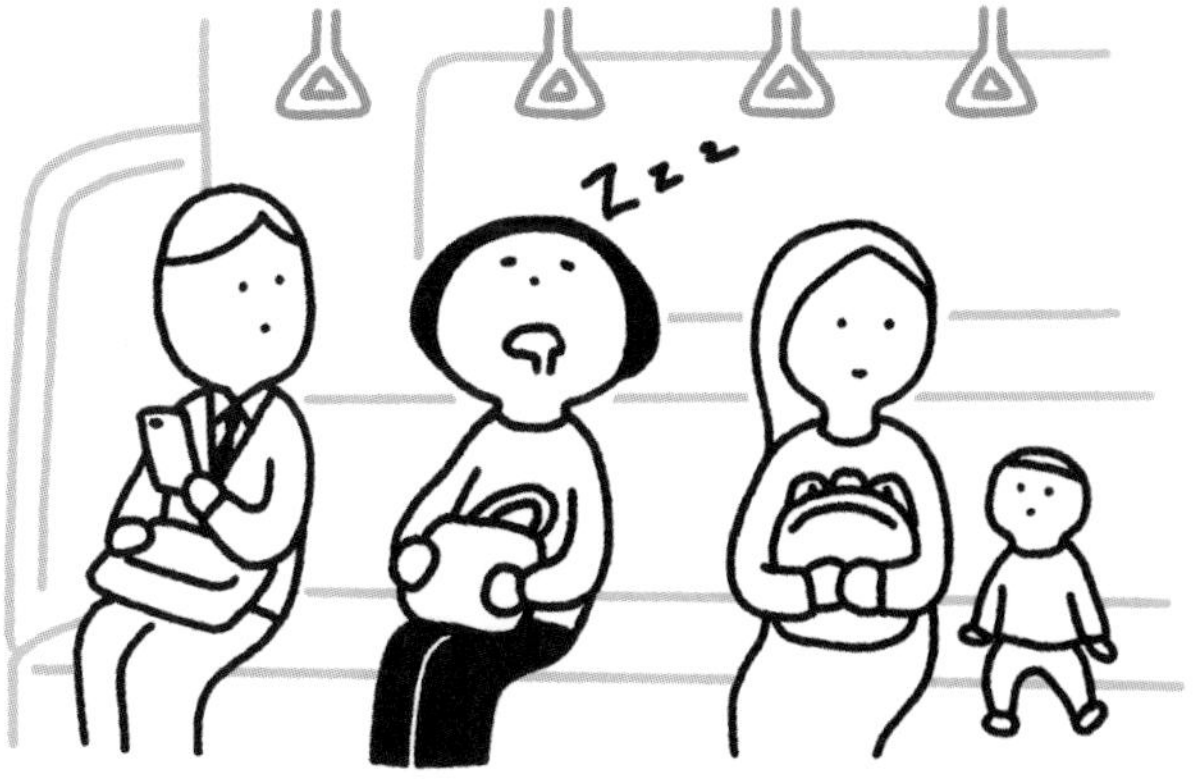

睡眠の深さグラフ

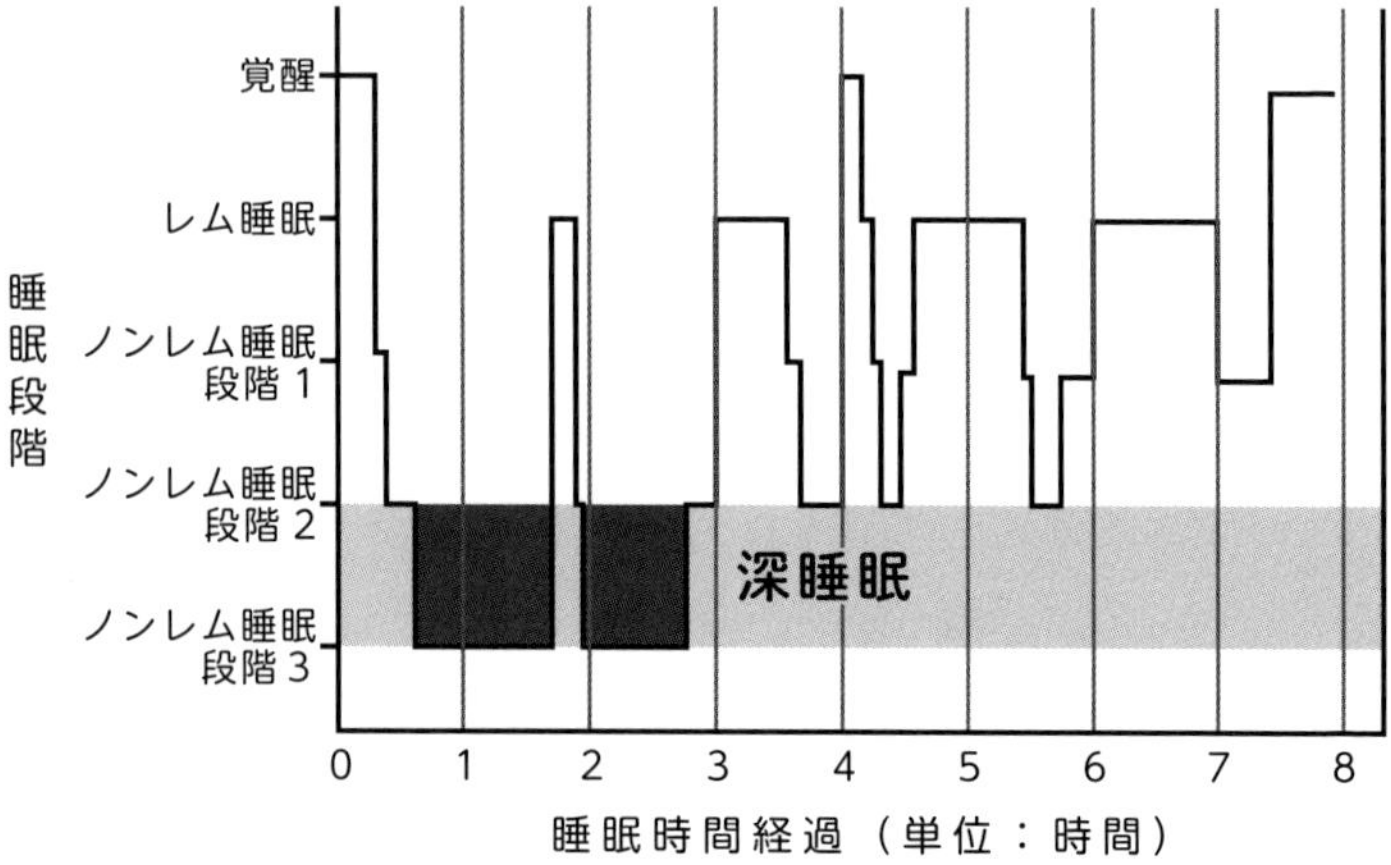

レム睡眠

Rapid Eye Movement Sleep
(REM Sleep)
目がピクピク動く「急速眼球運動」が見られ、体は休んでいても脳が活発に動いている状態。日中に得た情報の整理や定着が行われています。

ノンレム睡眠

Non-Rapid Eye Movement Sleep
(Non-REM Sleep)
眼球運動は穏やかで、体も脳も休んでいる状態。
体と脳の疲労回復が行われています。

いわゆる「ぐっすり眠る」とは、この**深睡眠がしっかりとれている状態**を指します。

ぐっすり眠るとすっきりしますが、それは深睡眠の間に疲労を回復し、細胞ダメージを修復する成長ホルモンがさかんに分泌されるためです。

一方、深睡眠がとれていない＝ぐっすり眠れていないと疲れが残るので、睡眠時間をとっているにもかかわらず、先に挙げたような不調が日中に現れてしまうわけです。

眠りをさまたげる原因は4つに分類できる

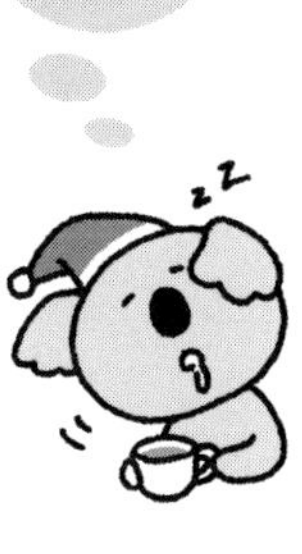

日本人の多くは充分に眠れていないことをお伝えしましたが、眠れない原因は「身体的原因」「精神的原因」「生理的原因」「環境的原因」の4つに分けられます。

◆身体的原因

持病がある人は、就寝中に症状が出て睡眠をさまたげられてしまうことがあります。

たとえば、ぜん息の発作、湿しんやじんましんによるかゆみ、花粉症による息苦しさなどは代表的なものです。

また、服用している薬（降圧剤や抗がん剤など）、アルコールやカフェインなどが眠りにくい作用を体にもたらすこともあります。

◆精神的原因

現代人の生活にはストレスがつきものですが、ストレスは脳を覚醒させる交感神経を優位にして、眠りにくい状態を作ってしまいます。

また、ストレスと関わりの深い「不安障害」「うつ病」といった精神疾患にかかると、症状のひとつとして不眠が現れることがあります。

◆生理的原因

体のリズムが乱れることによって、不眠に陥ることもあります。

たとえば、海外旅行での「時差ボケ」、夜勤や夜更かしなどによる「昼夜逆転」は、体のリズムを乱してしまう代表的な例です。

◆環境的原因

睡眠には、周囲の環境も大きく影響します。

・音……騒音が気になる
・室温……寝室が暑すぎる・寒すぎる
・光……照明がまぶしすぎる、窓から日光が入ってくる
・寝具……枕の高さが合っていない、布団が厚すぎる・薄すぎる、寝巻きが睡眠に適していない

人によっては、これらの4つの原因が複合的に重なり合って、睡眠時間が足りない・質のよい睡眠を得られないといった状態を作っていることもあります。

眠れない原因は世代によっても違う

前項では、眠れない原因を4つに分類しましたが、じつは世代による特有の原因もあります。

・若年層……リベンジ夜更かし

リベンジ夜更かしとは、「日中に自由になる時間が少なかった分、夜更かしをして好きなことをする時間を作る」行為を指します。34歳以下の若年層の場合は、スマホでSNSや動画などを楽しむことが多いようです。

「日中は会社や学校で我慢したから、せめて好きなことで一日を終えたい」という気持ちはもっともですが、睡眠時間が削られるうえ、**体内時計が夜型になることで「寝つき**

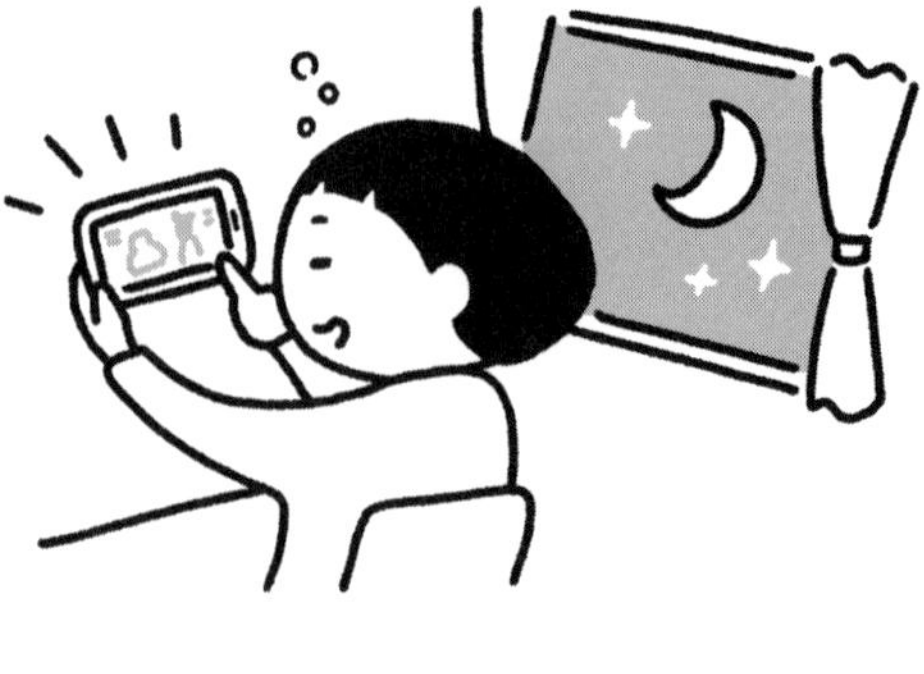

にくい」「起きられない」という状態にも陥ってしまいます。

・中高年……副交感神経の機能低下

休みの日、若いころはお昼すぎまで寝ていられたのに、いまは平日と同じ時間に目が覚めてしまう……そんな人も多いのではないでしょうか？

その原因は、自律神経にあります。自律神経のうち、心身をリラックス状態に切り替える働きをするのが副交感神経です。しかし、副交感神経の働きは加齢によって低下することがわかっており、男性は30代ごろ、女性は40代ごろから低下が見られます。中高年になると、若いころに比べてぐっすり眠れなかったり、疲れがとれにくかったりというお悩みが出てくるのは、交感神経ばかりが強く働くためなのです。

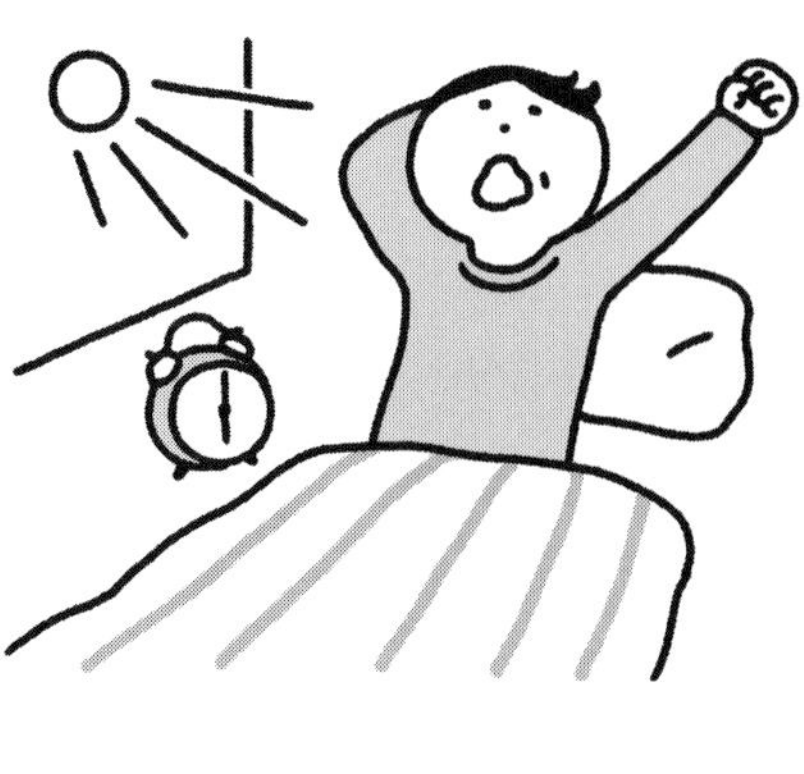

さらに、若いころに比べるとメラトニンの分泌量が低下することも、ぐっすり眠れない原因のひとつになります。

・高齢者……活動量の不足

朝起きて、朝食を作って食べ、掃除を済ませてひと休みしたところでようやく朝刊が届く――という笑い話がありますが、人は年を重ねると、どんどん早起きになる傾向があります。

理由のひとつは、日中の活動量が減り、それにともなって体が求める睡眠時間も減るためです。また、年齢とともに睡眠ホルモンといわれるメラトニンの分泌量が減っていくので、睡眠の質も低下しやすくなります。

こうした世代別の眠れない原因を踏まえると、若年層の場合は、生活習慣を改めれば睡眠状態は改善されやすいといえます。一方、加齢の影響が大きい中高年以降は、普通に生活しているだけでもおのずと睡眠の悩みが出てくる場合があります。

つまりは、**40歳を過ぎたら、睡眠をとることについて、より意識的になる必要があるのです。**

あなたの不眠はどのタイプ？
ぐっすり眠れない原因をさらに深掘り

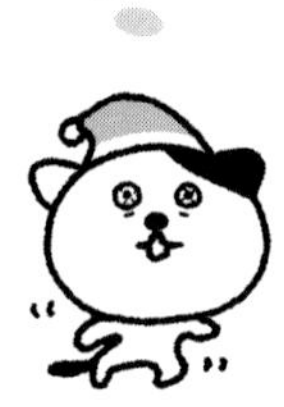

ここまで眠れない原因についていろいろご紹介してきましたが、眠れない原因は、人間の体の仕組みからも探ることができます。

深睡眠をとれるか、つまりぐっすり眠れるかどうかに関わっている人体の仕組みは、「深部体温」と「自律神経」の2つです。

◆深部体温

人間の体温には、体の表面の温度である「皮膚温」と、体の内部の温度である「深部体温」の2つがあります。

日中の深部体温は、脳や臓器の働きを守るために高く保たれていますが、夜にかけて自然と下がっていきます。たとえば朝の7時に起きた場合、もっとも体温が高くなるのは18時ごろで、そこからは徐々に下降します。

人間の体は深部体温が下がると眠くなるようにできているので、**深睡眠をとるには、このリズムが整っていることが大切**です。

◆自律神経

自律神経とは、人間の心身の働きをコントロールしているシステムのことです。

自律神経には、心身を活動状態にする「交感神経」と、リラックス状態にする「副交感神経」の2つがあります。これらを上手に切り替えることも、深睡眠をとるためには大切です。

人間の体は本来、眠りについてから4時間以内に、2回以上の深睡眠をとれるようにできています。しかし、深部体温のリズム、そして自律神経の切り替えがうまくいっていないと、深睡眠は充分にとれません。

「睡眠時間はしっかり確保したのに、なぜか眠気が取れない」

「ボーッとしていたら、会議の重要な決定事項を聞き漏らしてしまった」

こんなふうに昼間に感じている人は、次の3タイプのうち自分に当てはまるものを見て、原因を確認してみましょう。

・タイプ① 寝つきが悪い、布団に入ってもなかなか眠れない

寝つきが悪い人は、深部体温のリズムが乱れている可能性があります。布団に入る時間になっても深部体温が充分に下がっていないと、スムーズに入眠できません。

深部体温を下げるには、睡眠ホルモンといわれる「メラトニン」の分泌が必要ですが、夜に人工的な光を浴びていると分泌がさまたげられてしまいます。深夜までテレビやネットを見ていたり、明るいコンビニへ買い物に行ったりしていないでしょうか？

また、毎日の入浴は健康のためにもよい習慣ですが、お風呂から出てすぐに布団に入るのは推奨できません。入浴後は深部体温が上がっている状態なので、そのまま無理に布団に入っても深い眠りに入りづらいことがあります。

おすすめは、就寝の1時間半～2時間ほど前に、39～40度くらいのぬるめのお湯にゆっくり浸かることです。すると、深部体温が下がるタイミングで訪れる眠気のピークをつかまえることができます。

・タイプ②　途中で起きてしまう、ひと晩中うとうとしている

寝ている途中で何度も起きてしまうことを「中途覚醒」といいます。うとうとするばかりで深く眠れないというのも、中途覚醒の一種です。

中途覚醒の原因には、自律神経の乱れが考えられます。**仕事や家庭でのストレスがたまると、交感神経が優位になりやすく、眠りが浅くなってしまいがち**です。

ほかに、日中の運動量が少なかったり、就寝前の水分の摂りすぎが影響していたりすることもあります。

・タイプ③　朝すっきり起きられない、朝からどんよりした気分

目が覚めてもなかなか眠気が取れず、ぼんやりした状態が続くことを「睡眠惰性」といいます。これは、**最初の4時間でしっかり深睡眠がとれなかったことが原因**です。

寝る直前までスマホやパソコンの光を浴びて交感神経を刺激していると、すぐ深い眠りに入れません。すると全体的に眠りが浅くなり、脳は朝になっても深い眠りを求めるので、すっきり起きられなくなってしまうのです。

深睡眠は、体と脳の回復タイムです。

とくに、脳の疲労物質は深睡眠でしか取り除けません。

筋肉の疲労物質は体を休ませれば取り除けますが、睡眠不足で疲労物質が脳にたまったままになると、集中力、判断力、論理的思考力、アイデア、そして意欲までもが減退してしまいます。こうなると、**仕事や家事に支障が出るだけでなく、うつ病の発症にもつながりかねないので注意が必要**です。

寝不足が原因で引き起こされるこわい病気

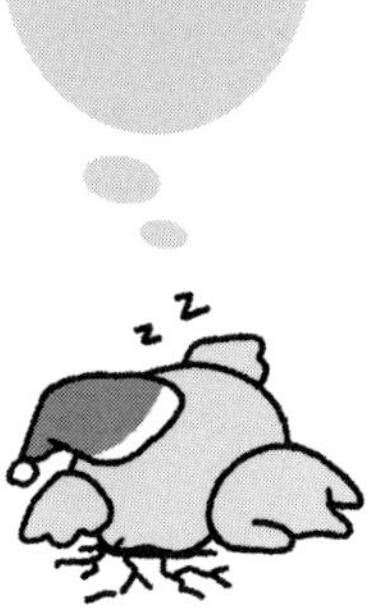

多くの人は充分に眠れていないという現状、そして眠れない状態をもたらす原因について、なんとなくおわかりいただけたでしょうか？
そもそも、なぜ眠ることが大切なのかというと、睡眠は心身のコンディション維持に必要だからです。言い換えれば、**睡眠不足は病気の引き金**となってしまうのです。

睡眠不足で引き起こされる重大な病気には、次のようなものが挙げられます。

・がん

私たち人間は、生命を維持するために細胞分裂を繰り返しています。その細胞分裂の途中で「遺伝子のコピーミス」が起こったときに生まれるのが、がん細胞です。健康な人の体内でも毎日生まれていますが、そのたびに免疫細胞が働き、がん細胞を破壊してくれています。

がんを防ぐには免疫機能が正常に働いている必要があるのですが、深睡眠が足りないと免疫機能が低下するため、がん細胞の増殖を許してしまうことになります。

・糖尿病

シカゴ大学が行った実験によると、**健康な若者の睡眠時間を4時間に制限したところ、わずか1週間で糖尿病の初期のような高血糖状態になってしまった**といいます。

これは、血糖値を一定に保つ「インスリン」の働きが、睡眠不足によって急激に低下したためです。睡眠不足の状態が長く続けば、糖尿病を引き起こすリスクもそれだけ高まるといえます。

・うつ病

うつと不眠は、表裏一体の関係です。うつ病患者の大半は不眠を訴えており、不眠傾向の人はうつ病になるリスクが40倍に上がるといわれます。

また、国立精神・神経医療研究センターでは、4時間半睡眠が5日続けば、脳はうつ病や統合失調症に似た状態になってしまうとも発表されています。

・認知症

認知症の原因疾患としてもっとも多いのは、アルツハイマー型認知症（アルツハイマー病）です。「アミロイドβ」というタンパク質が脳にたまることで引き起こされる病気ですが、アミロイドβには、眠っている間に減り、起きている間に増えるという特徴があります。

つまり、**睡眠不足が長く続くと、それだけアルツハイマー病になるリスクが高まる**ということです。

ちなみに、睡眠不足に加えて、寝ている間の「いびき」「歯ぎしり」が引き起こす影響にも注意しなければなりません。

大きないびきをかいたかと思うとしばらく止まり、またいびきをかき始めるのは、睡眠中に呼吸が止まる「睡眠時無呼吸症候群」の症状です。

呼吸が止まるたびに体が低酸素状態になるので、臓器や血管はそれをカバーしようと急激に働きを強めます。すると、血圧の急上昇や動脈硬化が起こり、結果的に心筋梗塞や脳梗塞を招く恐れもあるのです。

また、歯ぎしりの原因のひとつは、自律神経の乱れです。睡眠中に交感神経が優位になっており、それを抑えて副交感神経を優位にさせるために、歯ぎしりを行っている可能性があります。

眠りが浅いというサインであるほか、歯を傷めてしまうことにもなるので、まずは就寝前にリラックス状態を作ることが大切です。

「寝ないと太る」は真実

睡眠不足が深刻な病気をもたらすことは先ほどお伝えしたとおりですが、なんと肥満にも影響していることは、意外に知られていないのではないでしょうか？

なぜ睡眠時間が減ると太るのかというと、ホルモンの分泌が乱れるためです。

人間の食欲や代謝には、食欲抑制ホルモンの「レプチン」と、食欲増進ホルモンの「グレリン」が関わっています。

レプチンは、脳の視床下部にある満腹中枢に働きかけて食欲を抑え、エネルギー消費を促すもの。グレリンは、脳の視床下部にある食欲中枢に働きかけて食欲を増進させ、血糖値を上げる司令を出すものです。

この2つのホルモンのうち、どちらが優位になるかを決めているのが睡眠時間です。

具体的には、6時間より減るとレプチンの分泌が減り、逆にグレリンの分泌が増え

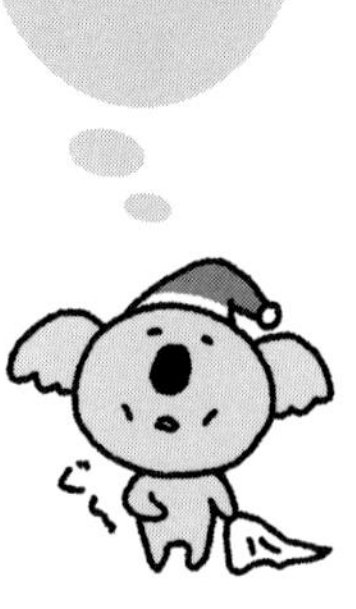

るとされます。つまり、寝ないと食欲に歯止めがききにくくなってしまうのです。「そういえば寝不足の翌日、なぜか食欲が増したり、甘いものやスナック菓子が食べたくなったりする」ということはないでしょうか？

コロンビア大学の調査によると、平均睡眠時間7時間の人の場合、**睡眠時間が6時間に減ると約2割、5時間に減ると5割、4時間以下ではなんと約7割も肥満確率がアップする**という結果が出ています。

逆に、ぐっすり眠れていればホルモンバランスが整いますし、加えて基礎代謝量もアップします。なぜなら、ぐっすり眠っている深睡眠の状態では、脂肪燃焼作用がある成長ホルモンがさかんに分泌されるためです。

毎日ぐっすり眠るだけで太りにくい状態になれるなら、ダイエットに活用しない手はありませんね。

第4章

睡眠ホルモン「メラトニン」を働かせて、よい睡眠リズムをつくる

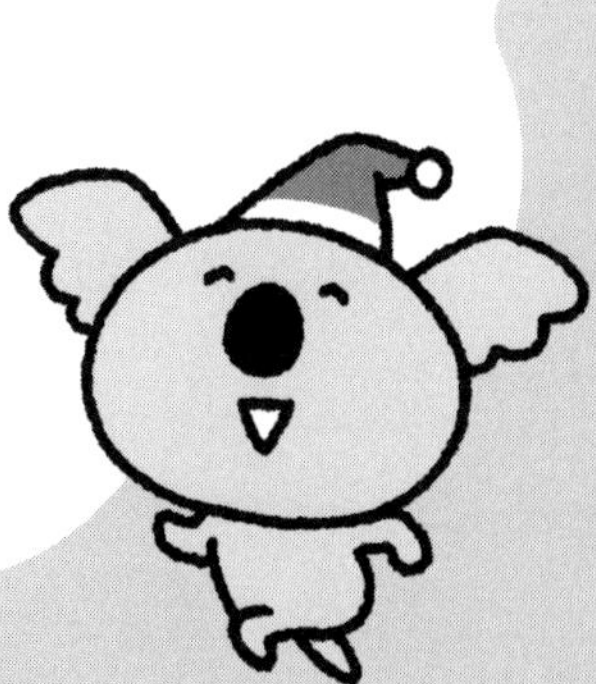

朝の光がすべてのスイッチを入れてくれる

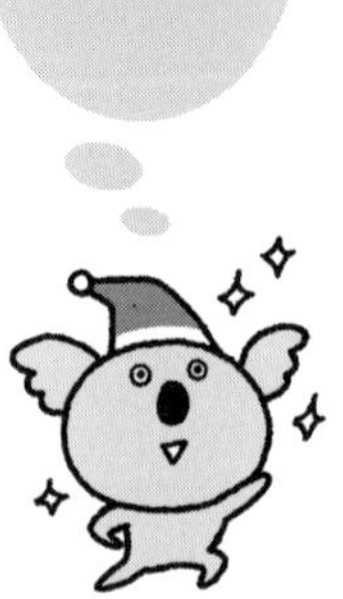

第3章では、多くの人がいかに眠れていないかという現状や、その原因についてお伝えしてきました。

では、どうすれば充分に睡眠をとれるようになるのでしょうか？

「夜ぐっすり熟睡できない」「日中うとうとしてしまう」といったお悩みを解消するには、まず**「眠りに向けた一日のリズム」を作ることが大切**です。

なぜなら私たち人間の体は、意識的にリズムを決めてそれをキープしないと、しだいに夜型になっていってしまうからです。

みなさんも、「体内時計」という言葉を聞いたことがあるのではないでしょうか？

これは、人間を含め生き物がみな生まれながらに持っているもので、一定の周期で体内環境を変化させる機能のことです。

体温、ホルモン分泌、免疫機能などのほか、「夜になると眠くなり、朝になると目が覚める」という睡眠の周期も、体内時計によってコントロールされています。

このように体内時計が生み出している体のリズムを「サーカディアンリズム」といいますが、人間のサーカディアンリズムは24時間より長く、約25時間周期であることがわかっています。

つまり、**その「ズレ」を意識的に毎日リセットしないと、自然に1時間ずつ夜型になっていってしまいやすい**のです。


このサーカディアンリズムのズレをリセットしてくれるのが、朝の光です。

私たちの体内時計は、規則正しい時間に強い太陽光を浴びることで調節されます。

その理由は、太陽光を感知すると「セロトニン」というホルモンが分泌されるためです。日中に分泌されたセロトニンは、夜にかけてゆっくりと「メラトニン」へと変化していきます。このメラトニンが眠気を生み出すので、**規則正しく朝の光を浴びれば、夜は自然と眠くなるリズムをキープできる**わけです。

そこで毎日の習慣の基本として、起きたらすぐにカーテンを開けて朝の光を浴びましょう。

可能であれば、散歩やウォーキングに出るのもおすすめです。セロトニンは「2500ルクス以上の光を浴びながら、一定のリズム運動を5分以上続けること」で、分泌されやすくなるためです。

室内の明るさは500ルクス程度ですが、窓際に寄れば3000ルクス程度、屋外へ出れば曇りの日でも1万ルクス程度の光を得られます。

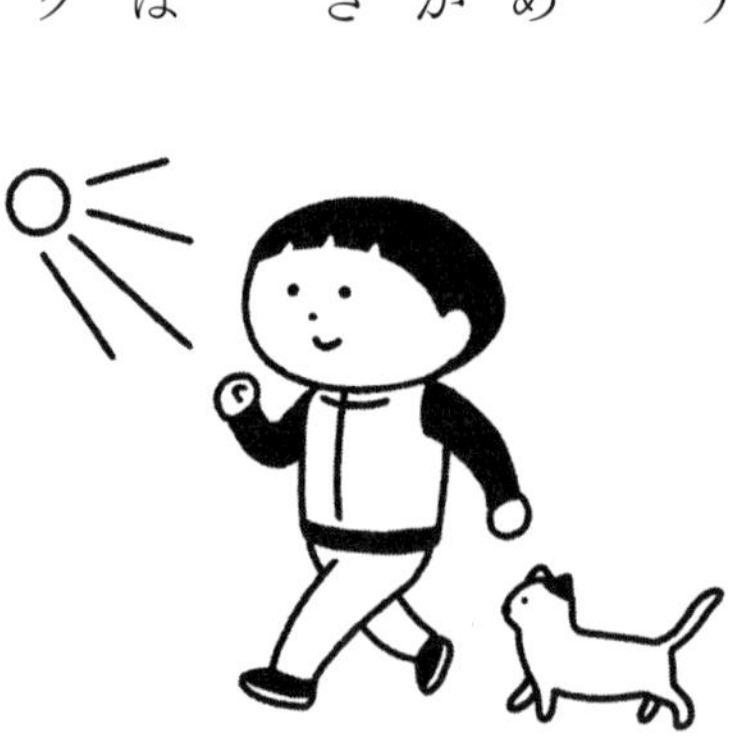

「規則正しい時間に起きて、朝の光を浴びましょう」と改めていわれると、「そんなことは当たり前じゃない?」と思われるかもしれません。ですが、心身にとってもっとも大切な基本だからこそ、繰り返しいわれているわけです。

いまの、そして将来の健康のために、ぜひ当たり前の基本を見直してみてくださいね。

「体内時計のリズム」を狂わせないコツ

お伝えしたように、私たちの体には体内時計が備わっており、睡眠の周期も体内時計によってコントロールされています。

ところが、普段行っているちょっとしたことで、体内時計はすぐに狂ってしまいます。すると、睡眠のリズムにうまく乗れなくなってしまうのです。

よく眠れないという人は、次のような「体内時計を乱す習慣」に心当たりはないでしょうか？

・帰りの電車で寝てしまう

退勤中の電車で座ると、つい居眠りをしてしまう人は多いでしょう。電車に乗ると眠くなるのは、電車の「揺れ」のためだといわれます。

体の揺れを感知すると、脳の神経系統（上行性網様体《じょうこうせいもうようたい》賦《ふ》活系《かっけい》といいます）が刺激されて目が覚めます。しかし、「ドン」という大きな揺れと違って、電車の揺れは小さく周期が安定しているので、脳の神経系統の働きが弱まり、だんだん眠くなるというわけです。とはいえ**電車で寝ると、本来寝るべき時間帯に眠気が訪れなくなり、深睡眠もとりにくくなってしまいます。**帰りの電車ではなるべく座らないなど、寝ないようにする工夫が必要です。

・スマホやテレビから離れられない

寝る前にスマホやテレビなど、ブルーライトを見るのがよくないということはすでにご存じでしょう。ブルーライトは、脳の「松《しょう》果《か》体《たい》」という器官を刺激して、睡眠ホルモンであるメラトニンの分泌を抑えてしまうためです。

すると体内時計が狂い、眠りたい時間に眠れない状態を作ってしまいます。やっと眠れるのが深夜〜夜明け前になることも多く、やがて睡眠リズムの後退から朝起きられなくなる「睡眠相後退症候群《すいみんそうこうたいしょうこうぐん》」に陥ってしまうこともあります。

少なくとも**寝る1時間前、無理なら30分前にはスマホやテレビの電源をオフ**にしておきましょう。

このように、普段から体内時計を狂わせないように心がけるだけで、睡眠時間と質の両方をキープしやすくなります。

また、「睡眠の中央値」をずらさないことも大切です。

睡眠の中央値とは、眠りに落ちた時間と朝起きた時間のちょうど中間の時間のことを指します。たとえば、夜の12時に寝て朝の6時に起きる人の睡眠の中央値は、午前3時です。この睡眠の中央値を毎日そろえることで、睡眠のリズムは整えやすくなります。

眠っている間は、脳の老廃物を出す時間

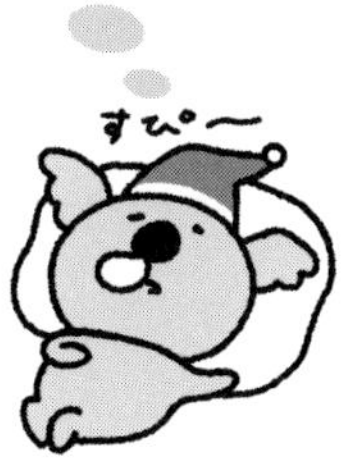

ここからは、睡眠状態が改善されることで得られる、さまざまなメリットについて

ご紹介しましょう。

そもそも睡眠は、心身の基本的な働きを保つために欠かせないものです。すなわち、よく眠れるようになれば、それだけでさまざまな不調が改善されてきます。しかも、いま抱えている不調だけでなく、将来の認知症予防にも役立つのです。

なぜなら、睡眠中には「脳の老廃物の掃除」が行われているためです。

睡眠には、脳の老廃物といわれる「アミロイドβ」を洗い流す機能があることがわかっています。

アミロイドβとは、脳に自然とたまってしまう異常なタンパク質のことです。たまりすぎると、脳の神経細胞ネットワークが侵され、やがてアルツハイマー型認知症を引き起こす原因になるといわれます。

しかし、睡眠中の脳のなかでは、このアミロイドβを洗い流す作業が促されています。

脳を構成している「神経細胞」と「グリア細胞」のうち、グリア細胞がギュッと縮むことでスペースが空き、その間を脳脊髄液が流れて、アミロイドβを排出してくれるのです。

アミロイドβは目覚めている間にも排出されていますが、睡眠中の排出スピードは2倍にものぼるといわれます。

若いうちは、アミロイドβを掃除する機能が高いのですが、年齢を重ねるとしだいにお掃除機能は衰えてきます。

そのうえ、アミロイドβ自体もたまりやすくなります。具体的には40代ごろからたまりやすくなり、以降は加齢につれて、老廃物がたまるスピードに掃除が追いつかないリスクが上がってくるのです。

将来の脳の健康のためにも、大人世代はとくに睡眠不足に注意することが大切です。

認知症の増加は社会問題にもなっていますし、いまの睡眠不足が将来の認知症につながってしまう可能性もあるとなると、早めに対策するに越したことはありません。

加齢による不眠が起こりやすい40歳以降になったら、生活パターンを「睡眠ファースト」に切り替えることをおすすめします。

ぐっすり眠れると、免疫力が格段にアップする！

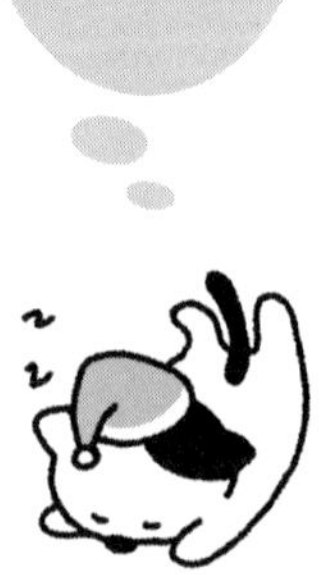

よく眠れるようになると、心身のダメージを回復できるだけでなく、病気にかかるリスクを下げる対策にもなります。なぜなら**睡眠には、免疫力をアップさせる効果もある**ためです。

睡眠によって得られるおもな3つの免疫力は、次のとおりです。

・免疫力①　リンパ球

眠っている間の心身は、副交感神経優位のリラックス状態になっています。このとき体内では、免疫に関わる細胞のひとつ「リンパ球」が大量に作られます。リンパ球は、ウイルスやがん細胞と戦う働きを担っているので、眠ることがすなわち健康を守ることにつながるわけです。

逆に睡眠時間が不足すると、ウイルス性の病気にかかりやすくなってしまいます。

平均睡眠時間が7時間の人に比べると、睡眠時間が5時間未満の人の風邪を発症するリスクは、4・5倍にものぼるというデータもあるほどです。※

「忙しいから」と睡眠時間を削って心身に負担をかけていると、あとで大きなツケを支払うことになってしまうかもしれません。

・免疫力② 成長ホルモン

睡眠によって分泌される成長ホルモンにも、健康を守る効果があります。成長ホルモンは疲労の回復、細胞ダメージの修復といった体のメンテナンスにかかわっているためです。

ちなみに、大人にとってはアンチエイジングにも役立ちます。成長ホルモンは眠っている間に肌の新陳代謝を活発にして、美肌を保つサポートをしてくれるのです。

一方、成長ホルモンが適切に分泌されていないと、体のメンテナンスが追いつかず、病気にかかりやすい状態にな

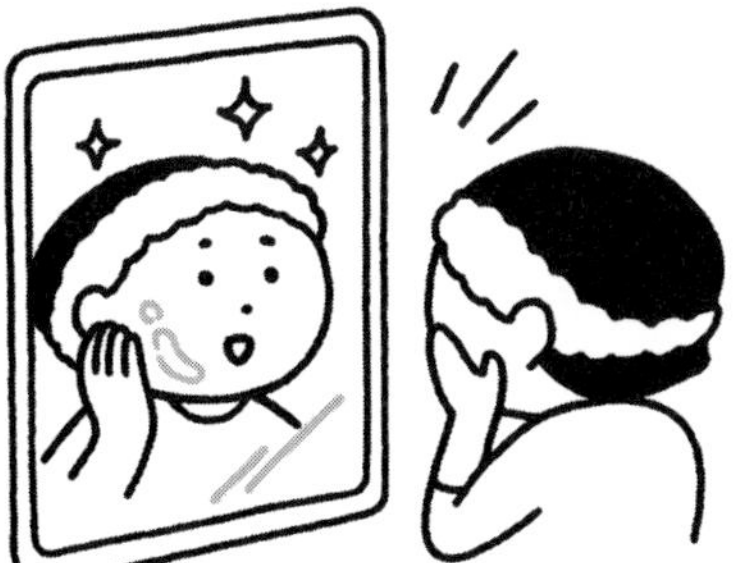

※ Sleep. 38 (9) 1353-1359. 2015

ってしまいます。もちろん、美容の面でもよいことはありません。

・免疫力③　メラトニン

睡眠ホルモンであるメラトニンには、性ホルモンの分泌を抑える働きもあります。メラトニンが適切に分泌されていれば、男性の前立腺がんを引き起こす「テストステロン」、女性の乳がんを引き起こす「エストロゲン」の過剰分泌を防げます。

ある研究では、**睡眠時間が6時間以下になると前立腺がん、乳がんの罹患リスクが高まる**という結果が出ています。

発がんリスクを下げるためにも、睡眠時間はしっかり確保することが必要なのです。

第5章

あなたは大丈夫？
体をヘトヘトにさせていく
睡眠に悪い習慣とは

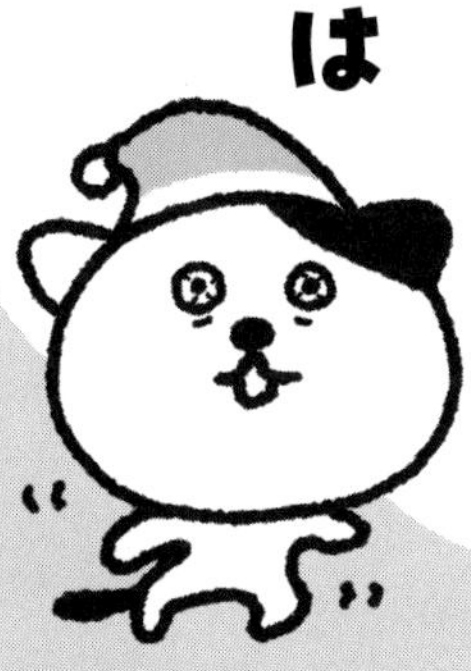

寝る前スマホは百害あって一利なし

第4章では、よい睡眠を取る方法やそのメリットについてご紹介しました。
この章では、よい睡眠をさまたげてしまう「ＮＧ習慣」をご紹介しましょう。

睡眠をさまたげてしまうＮＧ習慣にはいろいろありますが、その筆頭といえるのが**「寝る前スマホ」**です。

第4章でもスマホの注意点について触れましたが、「よくない」とは知っていても、寝落ちするまでＳＮＳや動画を見るのがくせになっていてやめられない……という人は、きっと多いのではないでしょうか？

ここでは「寝る前スマホ」がなぜよくないのか、メカニズムをさらに詳しくご説明しましょう。

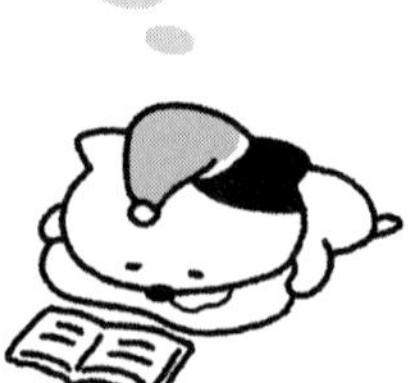

スマホが睡眠によくないといわれる原因のひとつは、ブルーライトがメラトニンの分泌をさまたげるためです。

睡眠ホルモンであるメラトニンは、脳の松果体という部位から分泌されています。しかし、強い光が目に入ると、脳へ信号が届いて分泌が抑制されます。私たちが日中眠くなりにくいのは、強烈な太陽光に照らされているためです。

ところが、**夜でもブルーライトのような人工照明が目に入ると、メラトニンの分泌量は低下してしまう**のです。

ブルーライトは、スマホのほかにパソコンやテレビなどからも出ていますが、スマホは画面が小さいので目に近づけがちで、影響をより強く受けてしまいます。

これが、「寝る前スマホ」がよくないといわれている理由のひとつです。

また、スマホは自律神経にも影響します。

就寝前、心身をリラックスさせて眠りやすい状態へと切り替えるには、副交感神経が優位になる必要があります。しかし、寝る前にスマホを見ていると、目の周りの筋肉が緊張し続けたり、脳が刺激されたりして、**交感神経のほうが優位になってしまう**

のです。

こうなると、ベッドに入ってもなかなか寝つけなかったり、眠りも浅くなったりして、日中ぼんやりしてしまいます。


第4章でもお伝えしたように、寝る1時間前にはスマホから離れるのが理想です。寝る前のひとときにどうしても何か見たり読んだりしたい人は、スマホを我慢して紙の本を読むようにしましょう。内容は、エッセイや詩集、写真集など、リラックスできるものがおすすめです。さらに、お気に入りの本を開きながら「いいなあ」「落ち着くなあ」と意識的に心のなかでつぶやくようにすると、副交感神経へのスイッチングも促せます。

また、スマホを目覚まし代わりにしている人は、目覚まし時計を別に買いましょう。そして就寝時はスマホをベッドに持ち込まず、リビングに置いてくることをおすすめします。

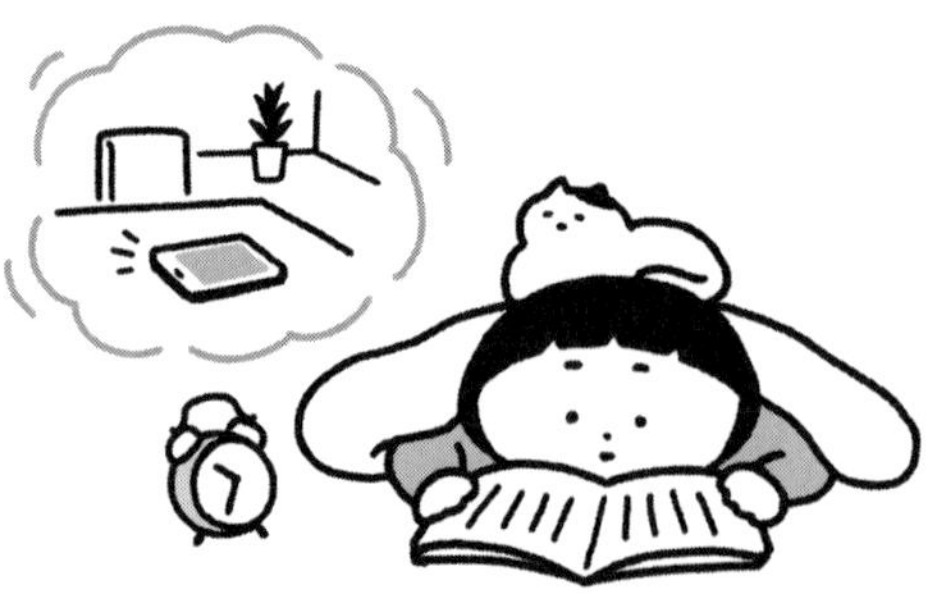

体の温めすぎは深部体温の低下をさまたげる

睡眠をさまたげている生活習慣のなかでも、意外な盲点といえるのが**「体の温めすぎ」**です。手足が冷えてよく眠れない人は、お風呂に入ったり靴下を履いたりと、体を温めるためにいろいろなことを試しているのではないでしょうか？

しかし、**眠るときには逆に「深部体温」を下げなければならない**のです。

前述したとおり、深部体温とは、体の表面ではなく内側の温度のことです。内臓が正常に働けるように、日中は高く保たれていますが、夜になると自然に下がってきます。人間の体は深部体温が下がると眠くなるようにできているので、就寝前や就寝中に体を温めすぎると、かえって寝つきにくくなってしまうわけです。

そこでまず注意したいのが、入浴のタイミングです。

入浴自体は、血行を促したり心身をリラックスさせたりと心身によい作用があるのですが、就寝直前に入浴すると、深部体温が上がって寝つきにくくなってしまいます。スムーズに眠れるようにするには、**入浴のタイミングを寝る1時間半〜2時間前に調節**しましょう。入浴によって上がった深部体温は、1時間半〜2時間ほどたつと次第に下がり始めるので、そのタイミングでベッドに入ればスッと眠りやすくなります。

もうひとつ注意したいのが、「靴下」「湯たんぽ」といった保温グッズの使い方です。眠りにつくときの人間の体は、深部体温を下げるために手足から熱を放散していきます。しかし、靴下や湯たんぽで外側から体を温めると、体の内側にこもった熱を放散できず、かえって眠りにくくなってしまうのです。

靴下は、寝る前までは履いていてもOKですが、ベッドに入るときには脱ぎましょう。湯たんぽも寝る前まで布団のなかに入れておき、寝るときには使わないようにするのがおすすめです。

ちなみに冷え性の人は、血行がよくないために深部体温の上下動が小さく、眠気が訪れにくいという傾向があります。靴下や湯たんぽで外側から温めるよりも、血行を促して体を内側から温めることを意識しましょう。

たとえば毎日の入浴をシャワーで済ませず湯船に浸かる、しょうが・唐辛子・ねぎなどの温め食材を取り入れる、といったことを試してみてくださいね。

「寝だめ」は意味がないと言い切れるワケ

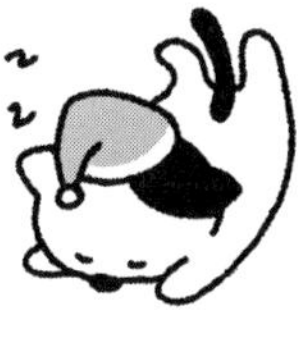

「寝だめはよくない、意味がない」という話は、どなたも聞いたことがあるのではないでしょうか？
これをもう少し詳しくいうと、「未来の睡眠を先取りしようとする寝だめはＮＧ」「たまった睡眠不足をリセットする寝だめはＯＫ」ということになります。
まず、**寝だめで睡眠の先取りをすることはできません。**
実際に、前日たっぷり眠ったから翌日は徹夜できるかというと、夜になればやはり眠くなります。一日、体や脳を働かせたあとには疲労がたまるためです。

事前にいくら睡眠をとっても、起きている間には結局疲労がたまるので、**睡眠は毎日とらなければならないもの**なのです。

一方「忙しい平日はなかなか睡眠時間がとれない分、休日は長めに寝ている」という人は多いものですが、こうした「睡眠負債」を返済する寝だめには効果があります。ただしポイントは、**「普段の睡眠時間＋2時間程度」にとどめる**こと。2時間以上長く寝ると、体内時計のリズムが乱れてしまうためです。たとえば平日に5時間しか眠れていない場合、休日に7時間ほど眠ると疲れがとれやすいでしょう。

また、睡眠負債はため込まず、こまめに返済することも大切です。

睡眠不足が続くと、心身に積み重なるダメージは深刻なものになります。それをまとめていっぺんに取り返すことはできないからです。

たとえば「前日に睡眠を1時間削ったら、翌日は1時間長く眠る」「週の前半で睡眠不足が連続したら、週の後半で長めに眠る」というように、なるべく1週間以内に返済することを心がけましょう。

昼寝は「とりすぎない」「遅すぎない」ことが大切

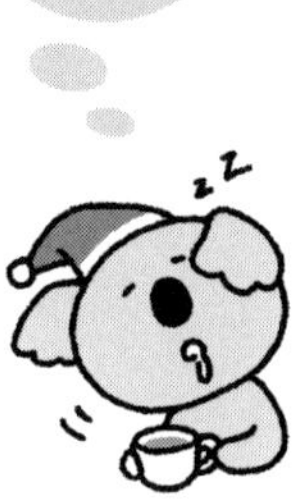

「昼寝は午後のパフォーマンスを上げるのに効果的」という話は、おそらく多くの人がすでにご存じではないでしょうか？

そのとおり、睡魔と戦いながら仕事や勉強をするよりも、いったん昼寝をするほうがリフレッシュできてはかどります。英国元首相のマーガレット・サッチャーや、米国元大統領のジョン・F・ケネディなども、昼寝を習慣にしていた著名人です。

また、昼寝ができれば、帰宅後についうたた寝をして睡眠リズムが崩れるといったことも防げます。ただし注意したいのは、長すぎる昼寝や遅すぎる昼寝です。

まず、昼寝を長くとりすぎると、眠りが深くなって目覚めが悪くなってしまいます。

こうなると、日中のパフォーマンスを上げるという目的には逆効果。

適切な昼寝の長さは、15〜20分程度です。短時間ですっきり起きるには、**「コーヒーを飲んでから昼寝する」**のがおすすめ。コーヒーの香りにはリラックス効果による催眠作用があり、カフェインは摂取してから20〜30分で覚醒作用をもたらすためです。

また、昼寝はあまり遅い時間にとると、夜に眠りにくくなってしまい、睡眠の質を下げてしまいます。そこで、昼寝におすすめのベストな時間帯は午後1時。遅くとも、午後3時までには済ませるようにしましょう。

ちなみに、昼間に眠気がくる理由のひとつは、体内時計が作り出すリズムです。第4章でもお伝えしたように、生き物には約24時間周期で体温やホルモン分泌などのリズムを刻む機能が備わっており、これを体内時計と呼びます。睡眠のリズムも体内時計によってコントロールされていますが、通常は午後2時ごろと深夜2時ごろがもっとも眠くなりやすい時間帯です。

これは体の自然な仕組みなのでしかたないといえますが、注意したいのは**「血糖値スパイク」**です。

血糖値スパイクとは、糖質の多い食事を摂ったあとで血糖値が急激に上がり、その後急激に下がる現象をいいます。ランチのあと、耐えられないほどの眠気やだるさに襲われるという人は、体内で血糖値スパイクが起こっているためかもしれません。

日中の活動に集中できないと夜の熟睡をさまたげてしまうので、ランチのメニュー選びにも工夫が必要です。

「辛いもの」と「熱いもの」はランチに選ばないで！

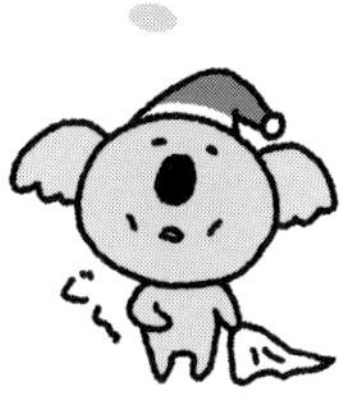

睡眠の面で避けたいランチは、パスタ・うどん・菓子パンのような「炭水化物のみ」のメニューです。糖質が多いので、血糖値が急激に上がって日中に眠気を催し、長すぎる昼寝で夜の睡眠に悪影響を与えてしまう恐れがあります。もちろん、食事バランスや血管の健康の面でも、糖質の摂りすぎはよくありません。
また、香辛料をたっぷり使った「激辛メニュー」や、鍋物・汁物のような「熱いメ

ニュー」も避けましょう。こうしたメニューは深部体温を上げるので、午後の眠気を誘って体内時計のリズムを乱してしまうためです。

睡眠の面からおすすめのランチメニューは、体の材料となる「タンパク質」が豊富なものです。血糖値が上がりにくいので日中の活動に集中しやすくなり、結果的に夜の熟睡につながります。

食べる順番も、野菜や肉・魚から先に食べて、ご飯や麺はあとに食べるようにすると、血糖値スパイクを防ぐのに効果的です。

また、辛いものや熱いものを食べたいときは夕食に摂るようにすると、上がった深部体温が寝るタイミングで下がるので、眠りやすくなっておすすめです。

寝る直前の食事、喫煙、歯磨きは絶対ＮＧ

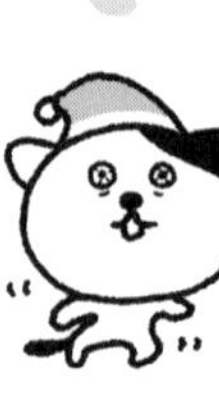

「仕事で帰りが遅くなるので、夕食はいつも午後10時すぎ」

「寝る前にタバコを1本吸わないと落ち着かない」

「寝る準備をすべて済ませてから、最後に歯磨きをする」

どれも一般的な生活習慣かもしれませんが、じつはすべて、夜の睡眠をさまたげてしまうNG習慣です。

なぜいけないのか、ひとつずつ説明していきましょう。

・消化が睡眠をさまたげる

寝る直前の夕食は、よい睡眠のさまたげになってしまいます。

消化活動のために内臓が動いている状態では、寝つきが悪くなったり、睡眠の質が下がったりするためです。

食べ物を消化するには一般的に2~3時間ほどかかり、お肉や揚げ物など脂肪分の多いものでは4~5時間ほどかかるといわれます。そのため、夕食は寝る4時間前までに済ませるのが理想的です。

・ニコチンには覚醒作用がある

タバコに含まれるニコチンには、覚醒作用があります。

吸うと目が冴えてくるうえ、覚醒作用は1時間ほど続くので、決してこれから寝ようとしている人が吸うものではありません。

寝る前に1本吸ったために睡眠不足に陥り、日中に眠気を感じる→タバコで紛らわせる→眠りにくい体になる→夜中に起きて吸う→さらに寝不足になる……といった「喫煙スパイラル」に陥らないためにも、まず寝る前の1本を我慢することから始めてみてください。

・歯ぐきへの刺激で脳が刺激される

寝る直前に歯磨きをして歯ぐきを刺激すると脳も刺激され、せっかく訪れた眠気が飛び、覚醒してしまう可能性があります。さらに歯磨きの際に明るい光を浴びることで、メラトニン分泌が減ってしまうことも考えられます。

「寝るときに口のなかがすっきりしていないと嫌」という人は、寝る1時間前までに歯磨きを済ませるようにするとよいでしょう。それでも気になる場合は、水でうがいをしましょう。

アルコールと睡眠の関係

お酒を飲むのが好きな人は、アルコールと睡眠の関係についても気になるところでしょう。

実際に、アルコールを摂取すると寝つくまでの時間は短縮され、深睡眠が増加するという研究報告もあります。しかし、じつはその効果は持続せず、中途覚醒を増加させるといった特徴があり、**結果的に「深睡眠をしっかりとる」ことにはつながりません。**

また、寝つきがよくなるのでつい寝る前に飲んでしまうという人もいらっしゃるかもしれませんが、これが習慣化してしまうと耐性が生じ、同じ量では寝つけなくなりアルコール摂取量が増えてしまうという悪循環にもつながります。アルコールの利尿作用によってトイレが近くなり、夜中に目が覚めてしまうということもあります。

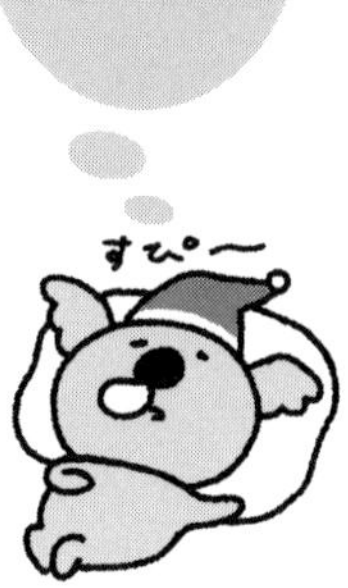

アルコールは睡眠の質も量も低下させてしまう原因となりうるため、たまにならよいですが、とくに寝酒はできるだけ控えたほうがよいでしょう。

「マインドワンダリング状態」では眠れない

「マインドワンダリング」という言葉をご存じでしょうか?
「マインドフルネスなら聞いたことはあるけど……」という人のほうが多いかもしれませんね。

マインドフルネスが「いま、ここ」に集中している状態を指すのに対して、マインドワンダリングとは「心ここにあらず」の状態を指す心理学用語です。あちらこちらと思考がさまようので、「心の迷走」とも呼ばれます。

このマインドワンダリングは、必ずしも悪いものではありません。ぼんやりシャワーを浴びているときにふとアイデアが浮かんだり、問題の解決法を思いついたりするのは、ポジティブなマインドワンダリングといえます。

一方、「あんなことを言ってしまった」といった後悔や、「こうなったらどうしよう」という不安が止まらなくなるのはネガティブなマインドワンダリングで、就寝前に始まると睡眠のさまたげになってしまいます。

「ベッドに入ると、普段は忘れているような心配事が次々と浮かんでくる」

「気になることをぐるぐる考えてしまって、なかなか寝つけない」

といった経験はないでしょうか？

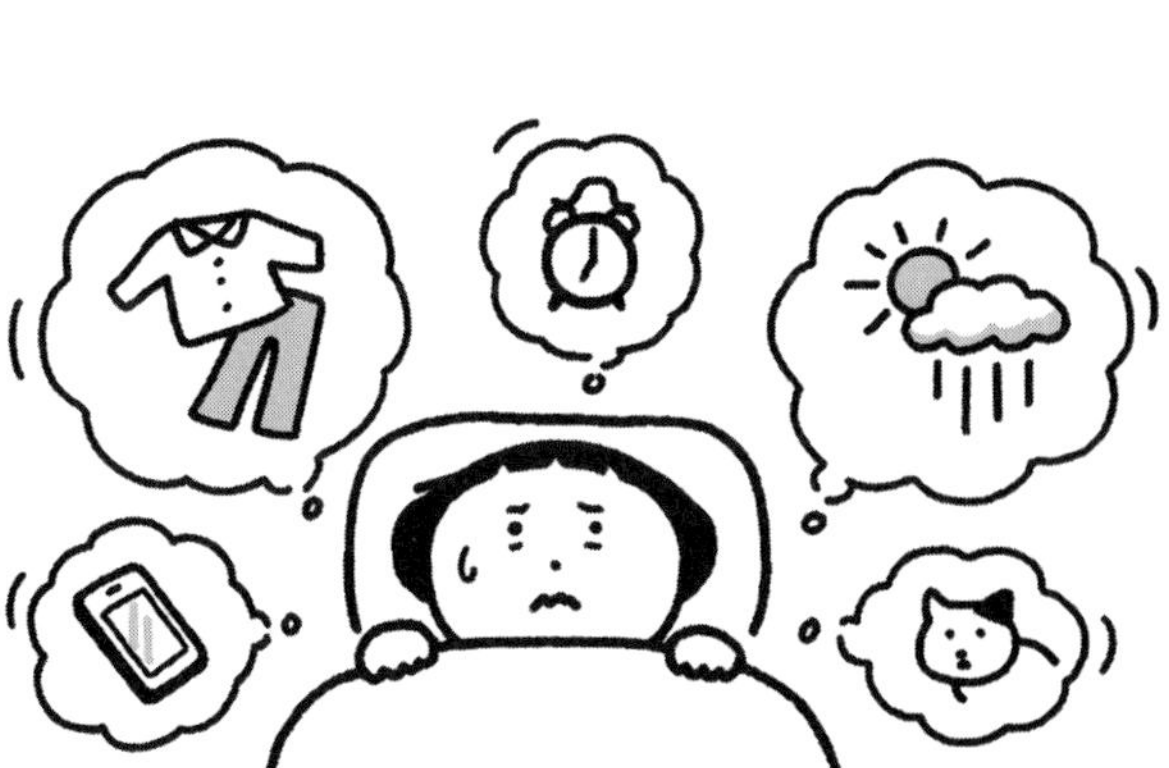

こうしたマインドワンダリングを引き起こす要因のひとつと見られているのが、スマホです。

スマホといえば、「ながら行動」で操作することが多いもの。移動中にメールチェックする、入浴中に動画を見る、テレビを見ながらSNSで実況するといったように、「何かしながら別のことを考える」という行為が当たり前になってきたことが、マインドワンダリングに影響しているのではないかといわれているのです。

マインドワンダリングの自覚がある人は、スマホから離れる時間を意識的に作ってみましょう。

また、寝ようとしてもぐるぐる思考が収まらず、なかなか寝つけないときは**「ジャーナリング」**がおすすめです。

ジャーナリングとは、思いや考えをそのまま紙に書き出すことをいいます。思い切って起き上がり、イライラすること、モヤモヤすることなどをすべて書き出しましょう。心の中身をいったん外に出すことで、気分が落ち着いて眠りやすくなります。

紙をあとで見返すと、自分の考えや状況を客観視するのにも役立ちますよ。

年齢関係なく、不安を抱えていると早起きになる

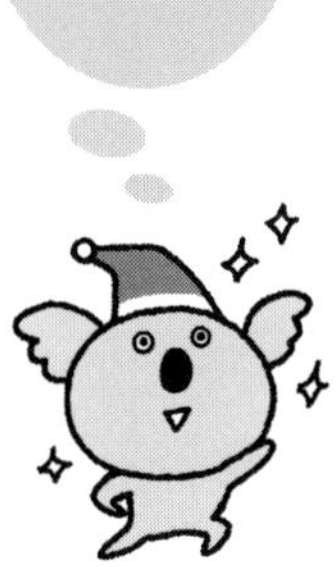

年齢を重ねると、誰しも自然と早起きになります。日中の活動量が低下したり、メラトニンの分泌量が減ったりするのがその理由です。

しかし、朝早く目が覚めてしまう「早期覚醒」は、年齢だけが理由ではないこともあります。不安を抱えていると、若い人でも眠りが浅くなり、早起きになってしまうのです。

たとえば、「大事なプレゼンが控えている」「面接がある」といった個人的な不安。

加えて、現代は社会的な不安の多い時代でもあります。頻発する自然災害や国際紛争、物価高騰、また急速なテクノロジーの進化や働き方の多様化など、変化がめまぐ

るしいいま、将来の予測は誰にもできません。

こうした不安は、自律神経のバランスを乱し、体内時計のリズムを狂わせ、睡眠を浅くしてしまいます。

不安を感じること自体は自然なことですが、習慣化するほどずっと抱え続けているのは、心身にとってよくありません。どうしても不安から離れられないときは、先ほどご紹介したジャーナリングを寝る前に試してみましょう。

また、プレゼンや面接などを控えて一時的に眠れなくなるのはよくあることですが、早く目が覚める・眠りが浅いという状態が長期的に続いている場合は、医療機関に相談しましょう。睡眠に関する相談先は睡眠専門医がベストですが、近くになければ内科、不安が関わっている場合は心療内科をおすすめします。

要注意サイン①
「バタッと寝る」は脳からのSOS

ここまでは睡眠に悪い習慣をご紹介してきましたが、ここからは「眠れているつもりで眠れていない」という、要注意サインをご紹介しましょう。

まず注意していただきたいのは、ベッドやソファにバタッと横になったとたん眠り込んでしまう、「バタンキュー」状態です。

消灯、または床《とこ》についてから眠りに入るまでの時間を「入眠潜時《にゅうみんせんじ》」といいますが、この時間は10～15分ほどかかるのが普通です。

しかし、入眠潜時があまりに短く「いつ寝たのかわからない」「気づいたら朝になっていた」というのは、睡眠というより気絶に近いといえます。寝つきがよいように思えるかもしれませんが、じつは**睡眠負債をため込みすぎているせいで、脳がシャットダウンしている**のです。

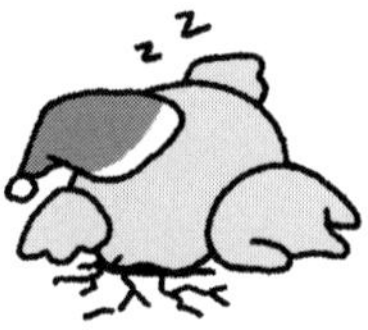

また、バタンキュー状態だと、最初の4時間で2回目の深睡眠がとれていない可能性もあります。「すぐ寝られる」と「よく眠れている」は、決して同義ではありません。

心当たりのある人は、早めに生活習慣を見直しましょう。

要注意サイン② 「机が散らかる」「イライラする」は危険

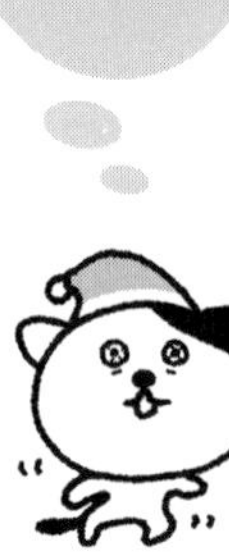

睡眠不足に陥ると、脳機能によくない影響が出てきます。
たとえば**「机にいつも書類が山積みになっていて、なかなか片付けられない」という状態は、脳のSOSサイン**です。
これは、睡眠不足によって脳の処理能力が下がってしまい、要不要を判断したり、優先順位をつけたりできなくなっている証拠といえます。こうした状態を長く放置していると、いずれ大きなミスにもつながりかねません。

また、「他人のささいな言動にカチンときて激しく言い返す」というのも、じつは脳のSOSサインのひとつです。**睡眠時間が足りないと、心のバランスを保つホルモンであるセロトニンが不足して、イライラしやすくなってしまう**ためです。

さらに、不安や恐怖を察知するセンサーである「扁桃体《へんとうたい》」の働きも活発になってくるので、他人の言動や行動に対して過剰に反応しやすくなります。

「上司から理不尽な指示を受けている」「長時間労働を強いられている」といった明確な理由がある場合でも、睡眠が不足しているとよけいにイライラが募ってしまうことがあります。

イライラしたら相手を責める前に、まず睡眠が足りているかどうかを振り返ってみましょう。しっかり眠ればマイナス思考にストップをかけられるので、どういうケースであっても冷静な行動を取れるようになるはずです。

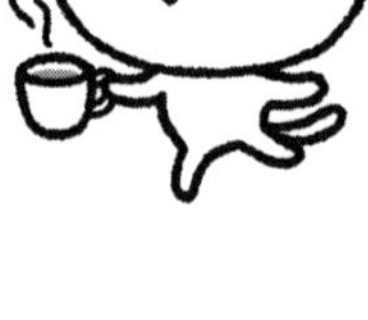

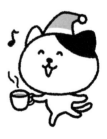

第6章

ぐっすり眠るために
もっとできること

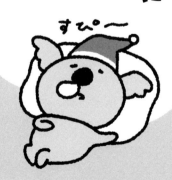

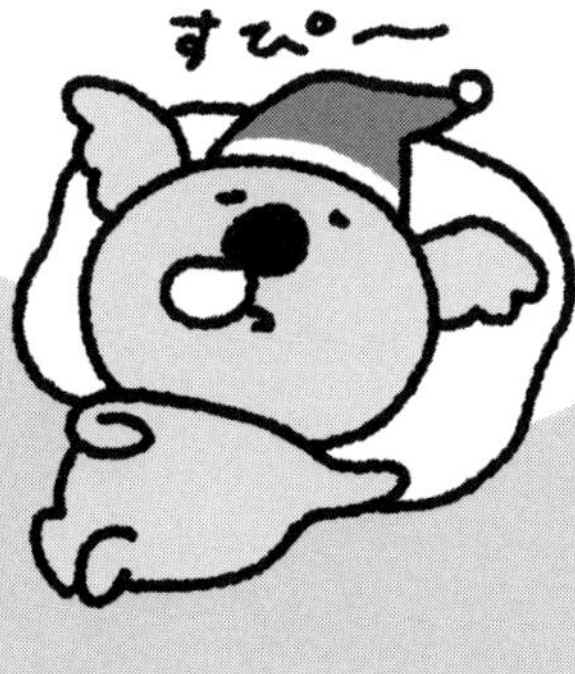

朝型か夜型か、自分のタイプを知っておく

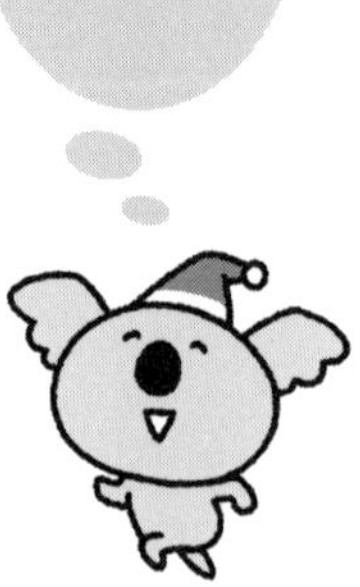

この章では、今日からでもすぐ実践できる、ぐっすり眠るための簡単なコツについてご紹介しましょう。

まず、知っておくと役立つのは、生まれつきの睡眠パターンです。

「私は朝型だから、早起きが得意なんです」
「私は夜型だから、夕方から元気になります」

というように、朝型・夜型という言葉はよく使われますが、これを「クロノタイプ」といいます。

クロノタイプとは、一日のうちでどの時間帯がもっとも活動的になるかというパターンのことで、半分は遺伝によるものといわれています。つまり、「朝活したいけれど、体調が悪くなってしまう」とか「夜の飲み会は途中で眠くなってしまうので苦手」と

いうのは、生まれつきという可能性もあるわけです。ご自身のクロノタイプを知りたい人は、専門機関や専門のサイトなどでぜひ調べてみてください。

ちなみに日本人のクロノタイプの比率は、

●朝に活動のピークがくる人……朝型（3割）
●昼に活動のピークがくる人……中間型（4割）
●夜に活動のピークがくる人……夜型（3割）

といわれています。

遺伝の影響もあるゆえ、早起きが得意な人や、逆に苦手な人がいるのも当然のことで、早起きができないからといって自信を失う必要はまったくありません。

人間は本来、自分のクロノタイプに沿って生活するともっともパフォーマンスが上がり、睡眠も効率的にとれるようになります。しかし実際には、仕事や家庭の事情に合わせて生活しなければならない人がほとんどでしょう。

それでも、必要に応じてクロノタイプとは異なるライフスタイルに矯正することは可能です。たとえば、夜型のクロノタイプの人が朝型生活を送りたい場合は、午前中のうちに長く自然光を浴びるようにします。朝起きたら遮光カーテンを開ける、30分ほど朝のウォーキングをしたりテラス席でお茶を飲んだりする、といったことを行うと、約14時間後にはメラトニンが分泌され、夜に眠りやすくなります。

反対に、朝型のクロノタイプの人が夜に起きている必要がある場合は、夕方から夜にかけて明るい人工照明を浴びると、脳が「いまは昼だ」と判断するので覚醒しやすくなるでしょう。

ちなみに**「私は夜型」というのは、じつは思い込み**ということもよくあります。
遅くまでスマホを見ていたりお酒を飲んだりしているせいで、生活が夜型に偏って日中のパフォーマンスに影響が出ている……という状態になってはいないでしょうか？　こういう場合は夜更かしを改めれば、睡眠の質も日中のパフォーマンスもちゃんと向上します。改めて、しっかりセルフチェックしてみてくださいね。

睡眠の質をもっとも高める入浴のコツ

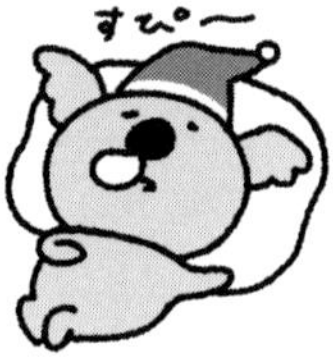

よい睡眠には、やはり入浴が欠かせません。眠りやすくなる入浴のタイミングについては前述しましたが、ここではさらに熟睡につながる入浴のコツをお教えしましょう。

・温度……ぬるめのお湯にゆっくり浸かる

眠りやすい状態になるのは、深部体温が下がるとき。そのためには、入浴でいったん深部体温を上げるのが効果的です。ただし、熱いお湯に浸かると、交感神経を優位にして興奮状態を作ってしまいます。

交感神経を刺激せずに深部体温を上げるには、39〜40度ほどのぬるめのお湯にゆっくり浸かるようにしましょう。すると、じわじわと体の芯まで温まり、約1時間半〜2時間後には深部体温が下がるようになります。

・長さ……最低10分、難しい場合は入浴剤を活用

湯船に浸かる時間は、10～15分ほど確保できると理想的です。難しい場合は、発泡する炭酸ガス系の入浴剤を入れてみましょう。炭酸ガスが血管を広げ、短時間で効率よく深部体温を上げるのを助けてくれます。

深部体温を上げるには湯船に浸かるのがおすすめですが、「けがをしてギプスをつけている」「シャワーしかない」といった事情がある場合は、シャワーでも深部体温を上げる方法があります。

首の後ろへ、少し熱めのお湯を10分ほど当てましょう。首の後ろにはたくさんの血管が集まっているので、血行がよくなって深部体温の上昇を促せます。このとき、シャワーヘッドは固定しておき、空いた両手で首の横のくぼみをマッサージするとより効果的ですよ。

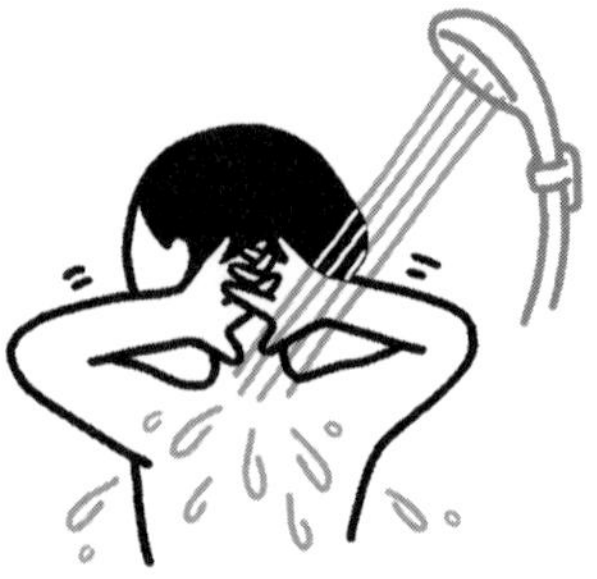

ちなみに、近年ではサウナが流行していますが、じつは**サウナも睡眠に対してよい効果がある**といわれています。

医学的なメカニズムはまだ解明されていませんが、サウナを利用すると短時間で深睡眠を得られるうえ、日中の眠気も防げるという研究発表があるのです。さらに、サウナを利用した人の約75％に睡眠改善効果が見られたというデータも出ています。

汗をかいてリフレッシュしたい人だけでなく、ぐっすり眠りたい人も、ときにはサウナへ出かけてみてはいかがでしょうか？

寝る前の「ぐっすりストレッチ」で深睡眠へ誘う

第3章でもお伝えしたとおり、よい睡眠には深部体温と自律神経が関わっています。深部体温が下がること、そして自律神経が副交感神経優位になることで、寝つきがよくなり、睡眠の質も上がります。

このような「眠りやすい状態」を自分で作ることができる、就寝前におすすめの「ぐっすりストレッチ」をご紹介しましょう。

①布団に入る直前の腕回しストレッチ・1分

1　布団に入る直前に行います。
腕を曲げて肘を上げ、
後ろへ大きくゆっくり回します。
肩甲骨を寄せるつもりで
回すのがポイントです。

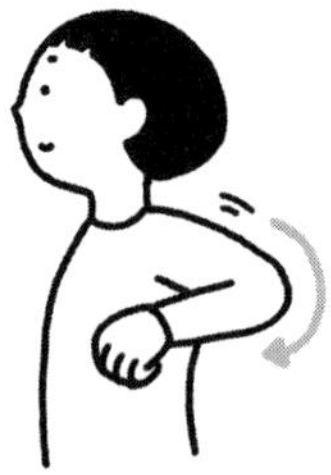

2　肘が体の前にきたら、
手を組んで腕を前へ伸ばします。

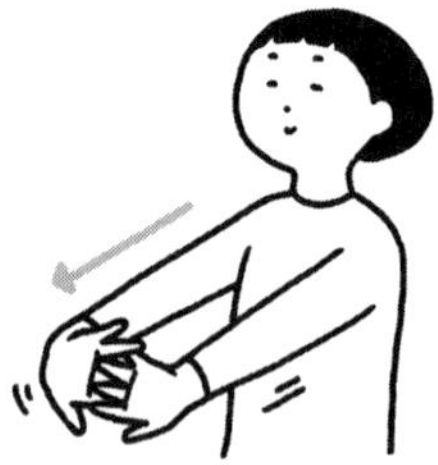

3 伸ばした腕を
頭の上へ持ってきて、
伸びをするように上へ伸ばします。

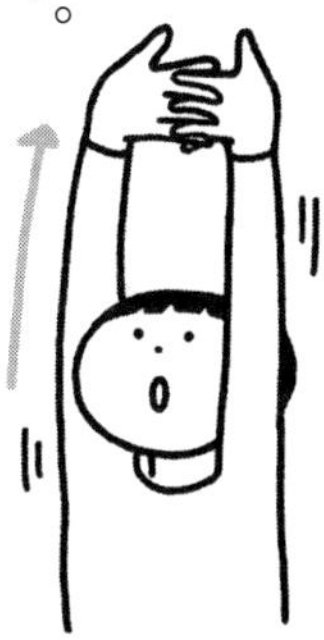

4 もう一度、曲げた腕を後ろに回します。

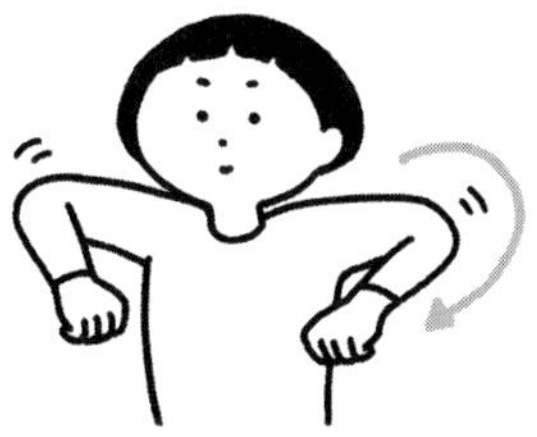

1～4を1分間かけて5、6回繰り返しましょう。

肩甲骨や腕には、熱を作り出す褐色《かっしょく》脂肪細胞が集まっています。これをストレッチで刺激することによって、深部体温が上がりやすくなるのです。さらに肩周りの緊張がほぐれ、リラックス効果も得られます。

②布団のなかで足首の曲げ伸ばしストレッチ・1分

1　布団に入り、寝る寸前に行います。
鼻からゆっくりと息を吸いながら、足首を手前に起こします。

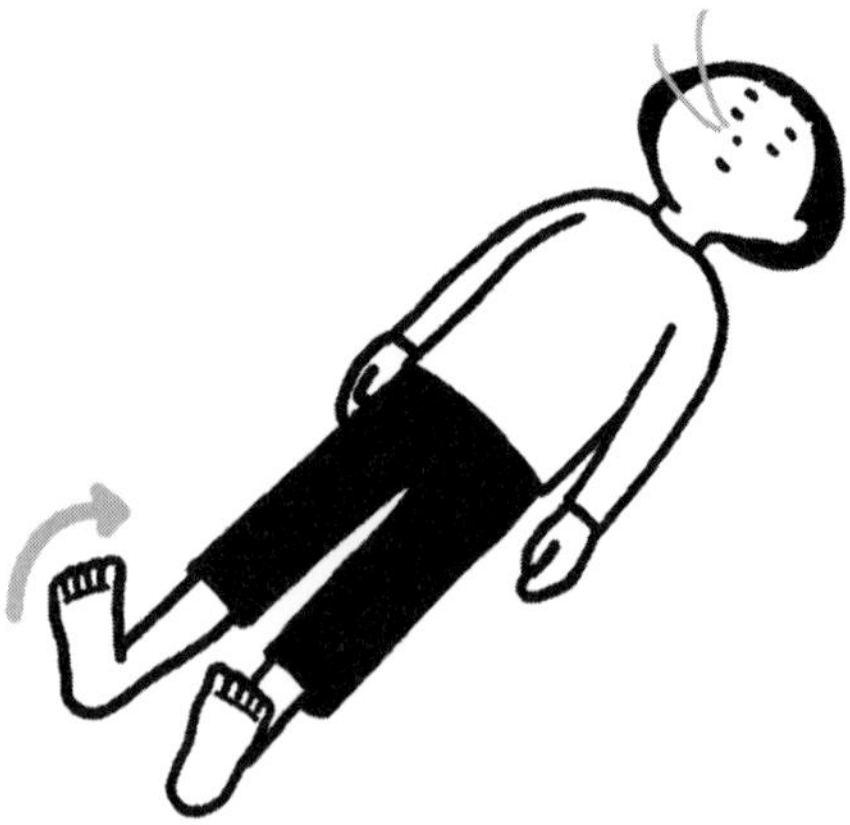

2　口からゆっくりと息を吐きながら、
足首を元の位置へ戻します。

1～2を1分間かけて繰り返します。

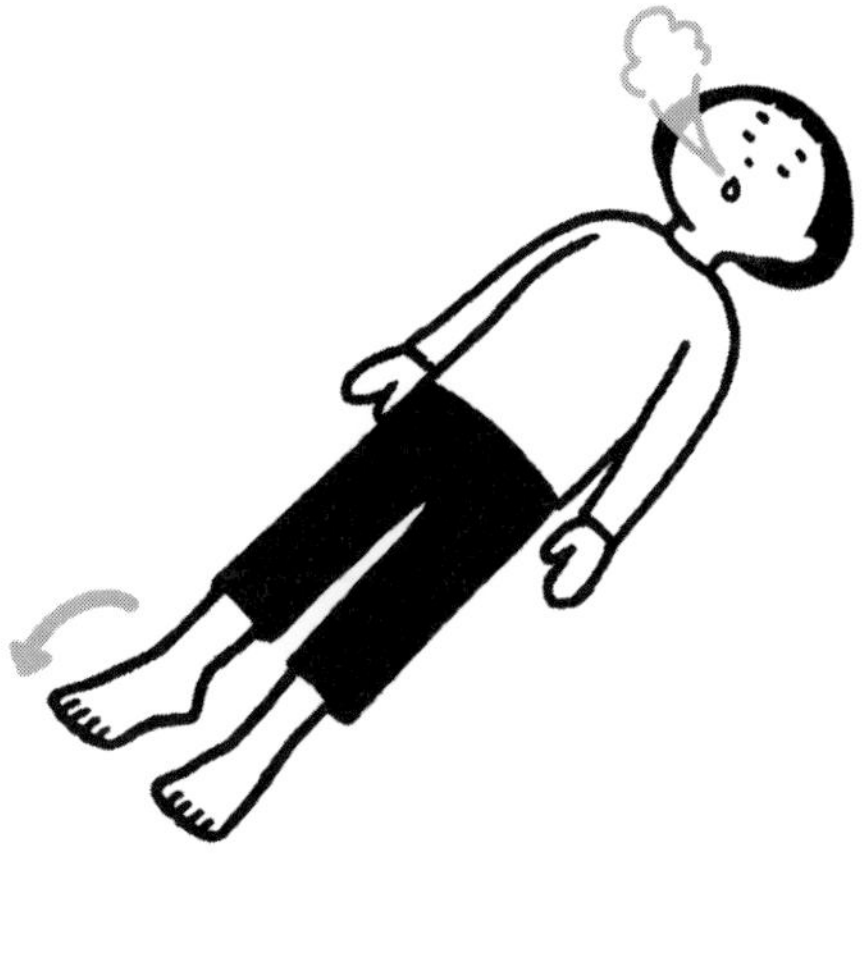

足首のストレッチを行うと血行が促され、①のストレッチで上げた深部体温を効率よく下げられます。

布団のなかで寝る寸前に行えば、スムーズに寝つけるようになるでしょう（足首に痛みを感じる場合は、鼻呼吸だけを行いましょう）。


ポイントは、激しい運動ではないという点です。

日中の運動は夜の熟睡に効果的ですが、寝る直前に筋トレのような激しい運動をすると、交感神経が優位になって逆に眠りにくくなってしまいます。

寝る前には、このくらいの穏やかなストレッチのほうがリラックスしやすく、睡眠に効果的なのです。

また、毎日繰り返して行い、習慣化することで入眠効果はさらにアップします。

続けるうちに「このストレッチをしたあとには眠る」と脳が学習するので、条件反射的に眠れるようになっていきますよ。

いびきや体のほてりに効く意外な体勢とは

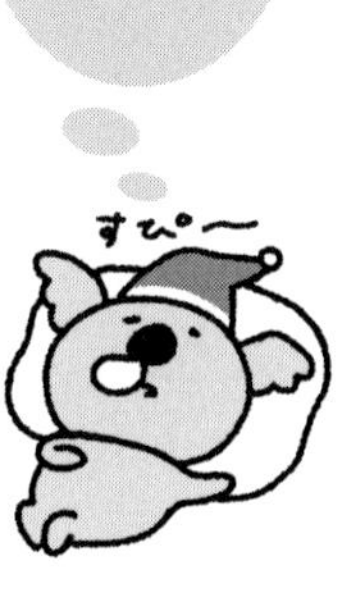

よい睡眠をとるためには、いびきの改善も必要です。大いびきをかいていると熟睡しているように見えますが、じつはそうではありません。

いびきとは、睡眠中に気道がふさがって空気が通りにくくなっているために音が出ている現象をいいます。つまり、呼吸がしにくい状態なので、よく眠れず日中ボーッとする原因にもなりやすいのです。

いびきをかく原因は、「肥満によって首周りに脂肪がついている」「扁桃腺が腫れやすい」「生まれつきあごの骨が小さい」などさまざまですが、いびきでお悩みの人は、とりあえず寝る姿勢を横向きに変えてみましょう。

仰向けで寝ると、舌が喉の奥へ沈んで気道が狭くなる「舌根沈下《ぜっこんちんか》」が起こってしまいがちですが、横向きで寝ればこれを防げます。横向きの姿勢をキープするには、抱き枕を使うとよいでしょう。

いびきのお悩みがない場合は、**「仰向けの大の字」で寝るのがおすすめ**です。悪い寝相に見えるかもしれませんが、深部体温を効率的に下げるには、この体勢がもっとも効果的。手足を広げると体を圧迫しないので、血流がさまたげられず、熱を放散しやすくなるのです。

さらに血流を促すためには、足元にクッションや畳んだタオルなどを置いて、心臓より高くしてもよいでしょう。血液が心臓に戻りやすくなり、血流が滞りがちな中高年〜シニア世代にはとくに効果的です。

忙しい人こそ、眠り始めの「4時間」にこだわる

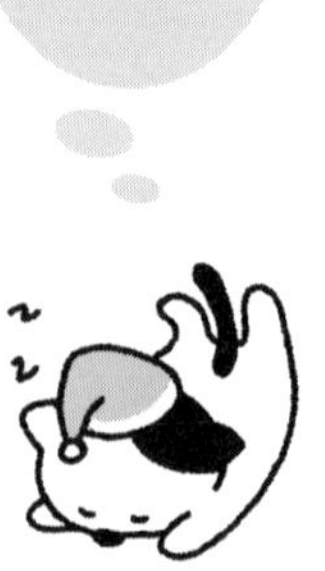

最適な睡眠時間には個人差がありますが、平均的には6・5〜7・5時間が理想です。

とはいえ、これだけの睡眠時間を確保するのはどうしても難しいという人も少なくな

睡眠の深さグラフ

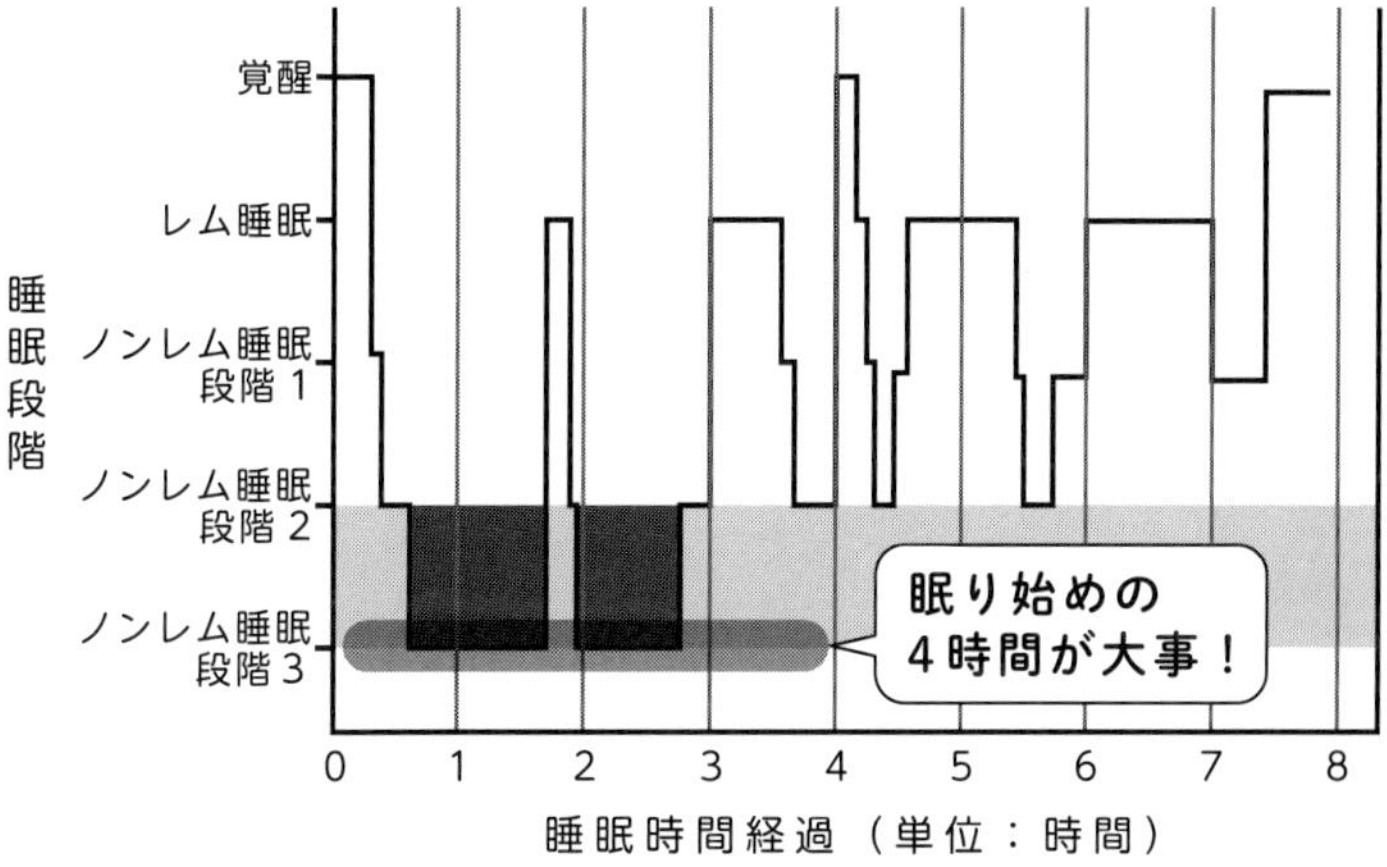

いでしょう。

そうした忙しい人は、割りきって睡眠時間よりも質を優先しましょう。

ポイントは、**「眠り始めの4時間でいかに深い睡眠をとるか」**にこだわることです。

睡眠には、浅い「レム睡眠」と深い「ノンレム睡眠」があり、これを周期的に繰り返していることは、第3章でお伝えしたとおりです。そのうち、深睡眠をもっともとりやすいタイミングは、最初と2番目のノンレム睡眠です。だからこそ、「眠り始めの4時間」にこだわっていただきたいのです。

最初の4時間でしっかり深睡眠がとれていれば、睡眠の質は保証されたともいえます。ここまでご紹介してきた、入浴のコツ、ぐっすりストレッチ、スマホを遠ざけるなど、寝つきをよくする習慣をできるだけ実践してみましょう。

また、毎日8時間寝ている人も、日中ボーッとしてしまうようであれば睡眠の質が足りていないので、ぜひ寝つきをよくする習慣に取り組んでみてください。

「ブルーマンデー」を防ぐには
時差ボケに注意

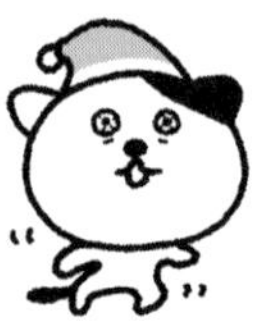

よい睡眠をとれるとすっきり起きられるものですが、休み明けの月曜日だとそうはいかない、という人は多いのではないでしょうか？
目が覚めても体はだるいし、気分もどんよりしている……。

こんなふうに、月曜の朝が来ると心身に不調をきたしてしまうことを「ブルーマンデー」といいます。日曜夜に放送される『サザエさん』を見ると「ああ、休みが終わった。明日から仕事だ」という現実に直面してつらくなってしまう「サザエさん症候群」という名前のほうが、よく知られているかもしれませんね。

ブルーマンデーを引き起こす原因のひとつは、生活リズムの乱れです。

休日は開放的な気分になって寝坊や夜更かしをしがちですが、それによって生まれる、平日の生活リズムとのズレを「ソーシャル・ジェットラグ（社会的時差ボケ）」といいます。

ソーシャル・ジェットラグが2時間以内に収まっていれば、日常生活に大きな支障は出ません。しかし、2時間以上にわたって寝坊や夜更かしをしてしまうと、体に時差ボケの負担がかかり、「なんだか調子が出ない」というブルーマンデーにつながってしまうのです。

元気に月曜日を迎えるためには、**休日もなるべく平日と同じ時間に寝起きすること**

が大切です。長く寝るとしても、普段より1～2時間長い程度にとどめましょう。

また、第5章でもお伝えしたように、睡眠不足による心身への負担＝睡眠負債は、一度にまとめて返済することはできません。睡眠負債を週末までため込まず、寝不足になった翌日はしっかり寝るというように、こまめに返済していく心がけも大切です。

嫌な夢を見てしまうときの対処法

睡眠をさまたげる原因にはいろいろありますが、「悪夢にうなされて目が覚めてしまった」ということも珍しくないものです。

嫌な夢を見たあとは、「何かの予言なのかも？」「現実になったらどうしよう……」と、不安になったり気分が悪くなったりしてしまう人も多いのではないでしょうか？

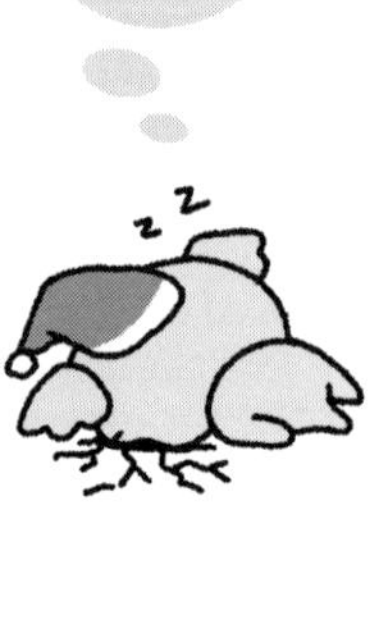

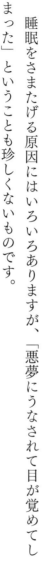

そもそも夢を見るのは、日中に得た情報を脳内で整理しているためだといいます。

情報をジャンル分けしたり、過去の記憶と結びつけたりといった、整理の過程を脳内で再生しているのが夢なのです。

つまり**悪夢は、日中に感じたストレスを再生しているだけなので、悪夢の内容について思い悩む必要はない**といえます。

それよりも深刻なのは、悪夢のせいで睡眠がさまたげられてしまうことです。

夢を見やすいのは、眠りが浅いレム睡眠状態のときといわれています。

普段から規則正しい生活を心がけ、睡眠時間と質をキープすることで、悪夢を見るリスクを下げられるでしょう。

一方、同じ悪夢を繰り返して何度も見てしまう現象は「悪夢障害」と呼ばれ、睡眠障害の一種と位置づけられています。悪夢のせいで睡眠不足が続けば、心身の健康が損なわれてしまいます。当てはまる人は、早めに医療機関を受診するようにしましょう。

光や香りを活用して、心の底からリラックスできる睡眠環境に

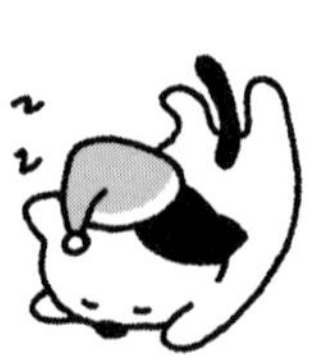

ぐっすり眠るには、眠るための環境作りも大切です。体に合ったマットレスや枕、性能の高い遮光カーテンなどをそろえられれば理想的ですが、まずは手近な光や香りの効果を活用してみましょう。

くつろぎたい就寝前には、オレンジ色の光が適しています。夕日のような暖色系の光は「電球色」とも呼ばれ、リラックス効果がある光です。反対に「昼光色」といわれる寒色系の青白い光は、読み書きや細かい作業といった集中したいときに向いています。

こうした光の色を切り替えられる室内照明がついている場合は、寝る時間に合わせて光を使い分けるとよいでしょう。室内照明で切り替えられない場合は、間接照明を置くのがおすすめです。お気に入りのデザインを選べば、同時にインテリアも楽しめ

ますね。

ちなみに睡眠中は、真っ暗にするのが理想的です。しかし「真っ暗は苦手」「防犯面で心配」という場合は、常夜灯（ナツメ球）や、フットライト程度の小さな明かりならつけていても大丈夫です。


香りでいうと、**睡眠によい効果をもたらすのは「ラベンダーの香り」「コーヒーの香り」**などです。

ラベンダーの香りには、自律神経を副交感神経優位にさせるリラックス効果があります。不眠症の治療にも使われており、日本でも「ラベンダーの香りをつけた布団で眠ると、深い睡眠の時間が長くなる」という実験結果が報告されているほど。枕元にサシェを置く、寝るときにアロマディフューザーを利用するなど、お好みの方法で香りを楽しんでみましょう。

またコーヒーは、飲むとカフェインの覚醒作用が出てしまいますが、香り自体にはリラックス効果があります。コーヒーを淹れたあとの粉を乾燥させて、お茶パックや容器に入れておくと手軽でしょう。コーヒーを淹れる習慣がない場合は、エッセンシャルオイルで香りだけ楽しむこともできます。

睡眠の質は、あなたのすべてのパフォーマンスにつながります。
できるだけ質の高い睡眠をとれるよう、環境を整えてみましょう。

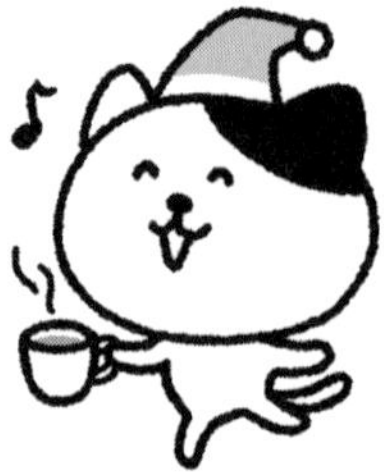

おわりに

睡眠専門医としてこれまで多くの患者さんと向き合ってきましたが、睡眠についてのお悩みを聞くたびに、簡単に日々の習慣として取り入れられる方法はないものかと、つねに考えていました。

今回、「ぐっすりスープ」考案のお話をいただき、「その手があったか」と膝を打ちました。なぜなら、睡眠に大きな問題を抱えている方にはもちろん薬を処方することもあるのですが、できれば薬に頼らず、日々の食生活で状態がよくなれば望ましいと、つねづね思っていたからです。

もともと睡眠と食事は密接な関係にありますから、食事を改善することで、おのずと睡眠の改善にもつながります。

本書にて紹介した「ぐっすりスープ」は、睡眠に効果的な栄養素を、朝・昼・晩のそれぞれ的確なタイミングで摂取することをおすすめするものです。

スーパーに売っている材料だけで作れて、しかもおいしい。おやつや夜食にもおすすめの、すぐれものです。

忙しすぎる現代に生きるみなさんに向けて、ここでもうひとつお伝えしておきたいのは、「つねにパーフェクトな人でなくてもいい」ということです。

コスパ、タイパを求められる時代ですから、私のもとを訪れる患者さんには、「毎日忙しすぎて、寝る暇がありません」という方も少なくありません。

仕事も家のことも完璧にこなし、さらにはスキルアップを目指すために勉強もするといった生活をしている方は、当然のことながら睡眠時間を削っています。

さらなる成長を目指すための「攻めの姿勢」と「睡眠」は、一見、真逆のことのように思えてしまうかもしれません。しかし、眠れないと集中力がなくなり、動きも鈍くなり、心身ともにパフォーマンスが下がってしまいます。

睡眠不足の状態が悪化すると深刻な病を発症することもありますから、「ここのところあんまり眠れていないけれど、なんとかなっているからまあいいか」と睡眠を軽視することは、とても危険なことなのです。

質の高い睡眠をとるためのコツは、じつは「自分本位に過ごすようにすること」なのかもしれません。

そのためにも、毎日の食生活に、自分のペースで「ぐっすりスープ」を取り入れてみてください。ある人には目覚めの1杯、ある人には眠りにつくための1杯となり、それがみなさんを深睡眠へと誘うよい習慣となっていくことでしょう。

良質の睡眠へと導いてくれるぐっすりスープで、みなさんがぐっすりと眠れるようになり、心身ともに健康な生活を過ごせるようになれば、睡眠専門医としてこれほどうれしいことはありません。

白濱龍太郎

白濱龍太郎

しらはま・りゅうたろう

睡眠専門医

筑波大学卒業、東京医科歯科大学大学院統合呼吸器学修了（医学博士）。公立総合病院睡眠センター長などを経て、2013年に「RESM新横浜　睡眠・呼吸メディカルケアクリニック」を設立。これまで約２万人の睡眠に悩む人を救ってきた。自身がもともとオンオフを切り替えるのが苦手だったという過去から、いかに睡眠が日中の活動に影響するかを実感し、「睡眠投資」という考えを発信。医療以外の場でも、日本マイクロソフト、PHILIPSジャパンなど世界的企業での講演や、東京オリンピックでは選手村で日本人選手のサポートを行うなど、ビジネスやスポーツ界からの信頼も厚い。慶應義塾大学特任准教授、日本オリンピック協会（JOC）強化スタッフ、ハーバード大学公衆衛生大学院客員研究員などを兼歴任。『１万人を治療した睡眠の名医が教える 誰でも簡単にぐっすり眠れるようになる方法』、『ぐっすり眠る習慣』（以上アスコム）、『９割の不眠は「夕方」の習慣で治る』（SB新書）など著作多数。「世界一受けたい授業」（日本テレビ）、「めざましテレビ」（フジテレビ）など、メディアにも数多く出演している。

朝までぐっすり眠れる
深睡眠スープ

発行日　2024年 7 月10日　第 1 刷

著者　　白濱龍太郎

本書プロジェクトチーム
編集統括　柿内尚文
編集担当　大西志帆
編集協力　天野由衣子（コサエルワーク）、植田裕子
カバーデザイン　小口翔平＋青山風音（tobufune）
本文デザイン　宇都木スズムシ（ムシカゴグラフィクス）
料理制作　田村つぼみ
イラスト　くにともゆかり
写真　浅見裕
DTP・図版制作　藤田ひかる（ユニオンワークス）
校正　東京出版サービスセンター

営業統括　丸山敏生
営業推進　増尾友裕、綱脇愛、桐山敦子、相澤いづみ、寺内未来子
販売促進　池田孝一郎、石井耕平、熊切絵理、菊山清佳、山口瑞穂、吉村寿美子、矢橋寛子、遠藤真知子、森田真紀、氏家和佳子
プロモーション　山田美恵
講演・マネジメント事業　斎藤和佳、志水公美

編集　小林英史、栗田亘、村上芳子、大住兼正、菊地貴広、山田吉之、福田麻衣
メディア開発　池田剛、中山景、中村悟志、長野太介、入江翔子
管理部　早坂裕子、生越こずえ、本間美咲
発行人　坂下毅

発行所　株式会社アスコム

〒105-0003
東京都港区西新橋2-23-1　3東洋海事ビル
編集局　TEL：03-5425-6627
営業局　TEL：03-5425-6626　FAX:03-5425-6770

印刷・製本　日経印刷株式会社

Printed in Japan ISBN 978-4-7762-1355-0

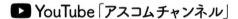

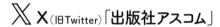